全国卫生产业企业管理协会治未病分会
中国民族医药学会医史文化分会　联合组织编写
中关村炎黄中医药科技创新联盟

话说国医

广东卷

丛书总主编　温长路

本 书 主 编　李姝淳

刘小彬

吴晓新

U0222595

河南科学技术出版社
·郑州·

图书在版编目（CIP）数据

话说国医．广东卷/李姝淳，刘小彬主编．—郑州：河南科学技术出版社，
2017.1（2023.3 重印）

ISBN 978-7-5349-8010-7

Ⅰ.①话… Ⅱ.①李… ②刘… Ⅲ.①中医学-医学史-广东省 Ⅳ.①R-092

中国版本图书馆 CIP 数据核字（2015）第 259826 号

出版发行：河南科学技术出版社
　　　　　地址：郑州市郑东新区祥盛街 27 号　　　邮编：450016
　　　　　电话：（0371）65737028　65788613
　　　　　网址：www.hnstp.cn
策划编辑：马艳茹　高　杨　吴　沛
责任编辑：吴　沛
责任校对：崔春娟
封面设计：张　伟
版式设计：王　歌
责任印制：张　巍
印　　刷：三河市同力彩印有限公司
经　　销：全国新华书店
幅面尺寸：185 mm×260 mm　　印张：14.5　　字数：210 千字
版　　次：2023 年 3 月第 3 次印刷
定　　价：178.00 元

总　序

　　国医，是人们对传统中国医学的一种称谓，包括以汉民族为主体传播的中医学和以其他各不同民族为主体传播的民族医学，与现代习惯上的"中医学"称谓具有相同的意义。她伴随着数千年来人们生存、生活、生命的全过程，在实践中历练、积累，在丰富中沉淀、完善，逐渐形成了具有中国哲学理念、文化元素、科学内涵的，在世界传统医学领域内独树一帜的理论体系，为中华民族乃至全世界人民的健康做出了重大贡献。

　　中医具有鲜明的民族特征和地域特色，以其独特的方式生动展示着以中国为代表的、包括周边一些地区在内的东方文化的历史变迁、风土人情、生活方式、行为规范、思维艺术和价值观念等，成为中国优秀传统文化的有机组成部分和杰出代表，从一个侧面构建和传承了悠久、厚重的中国传统文化。自岐黄论道、神农尝百草、伏羲制九针开始，她一路走来，"如切如磋，如琢如磨"（《诗经·国风·卫风》），经过千锤百炼，逐渐形成了包括养生文化、诊疗文化、本草文化等在内的完整的生命科学体系，也是迄今世界上唯一能够存续数千年而不竭的生生不息的医学宝藏。

　　中国幅员辽阔，在不同的区域内，无论是地貌、气候还是人文、风情，都存在着较大差异。因此，在长期发展过程中也形成了具有相同主旨而又具不同特质的中医药文化。其方法的多样性、内容的复杂性、操作的灵活性，都是其他学科不可比拟也不能替代的。在世人逐渐把目光聚焦于中国文化的今天，国学之风热遍全球。国学的核心理念，不仅存在于经典的字句之中，重要的是蕴结于中国人铮铮向上的精神之中。这种"向上之气来自信仰，对文化的信仰，对人性的信赖"（庄世焘《坐在人生的边上——杨绛先生百岁答问》），是对文化传统的认知和共鸣。"文化传统，可分为大传统和小传统。所谓大传统，是指那些与国家的政治发展有关的文化内容，比如中国汉代以后的五行学说，就属于大传统。"（李河《黄帝文化莫成村办旅游》）无疑，中医是属于大传统范畴的。中国文化要全面复兴，就不能不问道于中医，不能失却对中医的信仰。要准确地把握中医药文化的罗盘，有必要对中医学孕育、形成、发展的全过程进行一次系统的梳理和总结，以从不同的地域、不同的视角、不同的画面全方位地展示中医学的深邃内涵和学术精华，为中医学的可持续发展，特别是众多学术流派的研究提供更多可信、可靠、可用的证据，为促进世界各国人民对中医更深层次的了解、认同和接受，为文化强国、富国战略的实施和中医走向世界做出更大的贡献。如此，就有了这个组织编撰大型中医药文化丛书《话说国医》的想法和策划，有了这个牵动全国中医学术界众多学者参与和未来可能影响全国众多读者眼球的举动。

《话说国医》丛书，以省（直辖市、自治区）为单位，每省（直辖市、自治区）自成一卷，分批、分期，陆续推出。丛书分则可审视多区域内的中医步履，合则能鸟瞰全国中医学之概观。按照几经论证、修改、完善过的统一范式组织编写。丛书的每卷分为以下四个部分：

第一部分——长河掠影。讲述中医从数千年的历史中走来，如何顺利穿越历史的隧道，贯通历史与现实连接的链条，是每卷的开山之篇。本篇从大中医概念入手，着眼于对各省（直辖市、自治区）与中医药发展重大历史事件关系的描述，既浓彩重笔集中刻画中医药在各地的发展状况和沧桑变迁的事实，又画龙点睛重点勾勒出中医学发展与各地政治、经济、文化的多重联系。在强调突出鲜明思想性的原则下，抓住要领、理出线条、总结规律、突出特色，纵横历史长河，概说中医源流，彰显中医药文化布散于各地的亮点。

第二部分——历史人物。该部分是对各地有代表性的中医药历史人物的褒奖之篇。除简要介绍他们的生卒年代、学术履历、社会交往等一般项目外，重点描述他们的学术思想、学术成就和社会影响。坚持按照史学家的原则，实事求是，秉笔直书，不盲目夸大，也不妄自菲薄，同时跳出史学家的叙述方式，用文学的手法将人物写活，把故事讲生动。其中也收入了一些有根据的逸闻趣事，并配合相关图片，以增加作品的趣味性和可读性，拉近古代医家与现代读者的距离。

第三部分——往事如碑。该部分表现的主题是在中国医学史上值得记上一笔的重大事件：第一，突出表现自然灾害、战争、突发疫病等与中医药的关系及其对医学发展的客观作用；第二，重点反映中医地域特色、不同时期的学术流派、药材种植技术与道地药材的形成等对中医药理论与实践传承的影响；第三，认真总结中医药在各个历史时期对政治、经济、文化生活等产生的积极作用。以充分的史料为依据，把中医药放到自然的大环境、社会的大背景下去考量，以充分显示她的普适性和人民性。

第四部分——百年沉浮。即对1840年以来中医药发展概况的回顾和陈述，特别关注在医学史上研究相对比较薄弱的民国时期中医药的发展状况，包括中医的存废之争、西学东渐对中医的挑战和影响，以及新中国成立、中医春天到来后中医药快速发展的情况和学术成就等。梁启超说："凡在社会秩序安宁、物力丰盛的时候，学问都从分析整理一路发展。"（《中国近三百年学术史》）通过对不同阶段主要历史事实的综合和比对，借镜鉴、辨是非、放视野、明目标，以利于中医未来美好篇章的谱写。

作为中医药文化丛书，《话说国医》致力于处理好指导思想一元化与文化形式多样性的关系。在写作风格上，坚持以中医科学性、思想性、知识性为导向，同时注重在文化性、趣味性、可读性上下功夫，以深入浅出的解读、趣味横生的故事、清晰流畅的阐释，图文并举，文表相间，全方位勾画出一幅中医学伟大、宏观、细腻、实用的全景式长卷。参加本书编纂的人员，都是从全国各地遴选出的中医药文化研究领域内的中青年中医药学者，他们头脑清、思维新、学识广、笔头快，在业内和社会上有较大影响和较高声誉，相信由他们组成的这支队伍共同驾驭下的这艘中医药文化航母，一定会破浪远航，受到广大读者的支持和欢迎！

丛书在全国大部分省、市、自治区全面开始运作之际，写上这些话，也算与编者、作者的一种交流，以期在编写过程中能对明晰主旨、统一认识、规范程序起到些许作用；待付梓之时，就权作为序吧！

温长路

2012 年 12 月于北京

前 言

　　在灿若繁星的中医流派中，岭南学派既不是最显眼也不是最辉煌的，却在一个相对安静的地方静静地存在着，你在意或者不在意，她都静静地存在着，实现着她自己独特的价值。

　　因为独特的地理位置和地域文化，岭南一向有着很多的特殊性，首先在名称上便有着广义和狭义之分。广义的岭南医学是指五岭以南，包括了广东、一部分的广西和福建以及海南等地的医学流派。而狭义的岭南医学是特指广东地区发展起来的有特殊地域特征的医学流派。

　　岭南医学源远流长，几乎在中医学起源的同时，在岭南地区也出现了类似的医学萌芽。但是由于岭南地区相对封闭，逶迤绵延的五岭阻止了北来的寒风，拉截了南延的战火，但是也阻隔了文化的交流。因此，当北方中原中医学的发展已然成熟时，岭南医学仍在蹒跚学步。幸而有南迁的氏族，被贬的官员等带来了北方的医学，勤劳善良的岭南人民在接受南迁士人的同时，也很好地接受了他们带来的新鲜的技术，并将他们跟岭南的本土文化融合在了一起，于是有了岭南的刺绣、岭南的画派、岭南的饮食文化，更有了在中医史上占有一席之地的岭南医学。

　　关于岭南医学的形成时期，岭南医史专家吴粤昌先生认为"岭南医学"从晋代开始。1986 年 6 月，在广州石榴岗海军疗养院召开的"广东省第二次医史学术会议"上，广州市名老中医吴粤昌在大会上宣读论文，介绍《岭南医征略》编撰的过程，该工作缘起于 20 世纪 50 年代，到 1980 年完稿。吴粤昌认为"岭南医学"从晋代开始，但是"不能据此认为晋代以后岭南始有医家……只由于地域以及文化发展方面的关系，形成岭南医学史料阙如，以致无文献可资征引"。著名中医学家、医史专家邓铁涛教授也认为，"岭南医学"的时限是在晋代开始，但是估计晋代以前民间医药，蕴藏亦必丰富。据 1956 年在广州先烈路的西汉古墓发掘发现中药以及煎药的铜壶，以及 1983 年南越王墓出土文物中也有中药、捣药工具及装药丸的银盒，都说明了在晋代以前，岭南医学已经萌芽，到了晋代，民族迁徙带来的先进科技促进了岭南医学的进一步发展，出现了著名的医家及医学著作，标志着岭南医学的形成。到了隋唐以前，随着民族迁入的增加以及外来文化与当地实践的结合，岭南医学出现了一个发展的小高潮。明清时期，随着岭南地区与中原地区交流的增多，岭南医学也随着中医的发展得到进一步发展，出现了一大批全国有名的医家以及医学著作。随着对外交流的进一步增加，尤其是广州成为了"一口通商"的对外窗口之后，岭南医学更是开一代先河，成为了中西医结合的发源地，尽管不是第一个提出中医汇通，但是，广东人凭着实干精神早已将中西汇通融入临床，用于临床。进入民国时期，中医中药的发展举步维艰，广东人发通电，参集会，办学校，出报纸，竭尽所能保护中医中药，也终于在全国同仁的共同努力下，为中医药挣来了一席之地。新中国成立以后，尤其是改革开放之后，中医药在岭南地区更是突飞猛进，尤其在 21 世纪以后，广东省委省政府提出了建设中医药强省的战略方针，各方面政策倾斜，使得中医药进入了一个发展新高潮。

　　源远流长的岭南医学，经过了千年跋涉，终于在新世纪迎来了新的发展，而岭南的中医人也依旧在为岭南医学的长足进步而努力着。

李姝淳

2014 年 1 月

目 录

长河掠影

1

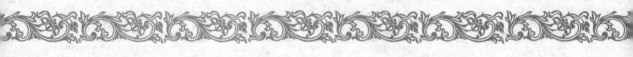

往事如碑

129

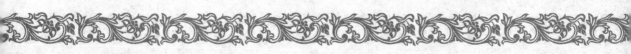

百年沉浮

165

长河掠影

偏安一隅话岭南

这里，曾被仕人们视为畏途——崇山峻岭、山岚瘴气成为人们望而却步的禁区；如今，这里海晏河清，有全国最强大的消费群体。

这里，曾经是朝廷贬谪犯官的蛮荒之地，就像清代的宁古塔一样，遥望京都的繁华；如今，这里是中国的经济中心之一，成为众多年轻人梦想所在。

这里，曾是中原人民的避难所，为避战乱，大批迁徙前来，带来的先进的中华文明，融入这里的本土文化，成为颇有特色的地方文化；如今，这里是商海弄潮儿淘金的地方。

这里，曾经巫术盛行；如今，这里是中医发展的"沃土"。

在这片土地上，历代医家留下了自己为医学而努力奋斗的足迹。罗浮山上，葛洪治病炼丹，《抱朴子》千古流传；越秀山下，鲍姑施术救人，红脚艾活人无数；海阳县里，刘昉著书立说，岭南儿科一脉相承；西樵山下，何梦瑶针砭时弊，《医碥》开一代医风。

这里就是祖国南端的岭南地区。

这里有独具特色的中医学术流派——岭南医学。

对于岭南的地理位置，虽然历代有不同的说法，但是，基本上都是指横亘于湘粤赣之间的五岭山脉以南的区域。对于五岭之名，大部分中国人，尤其是上了年纪的中国人早已如雷贯耳，因为毛泽东早在20世纪30年代便已感叹"五岭逶迤腾细浪"。但是，具体五岭在什么位置，也许大部分人都是模糊的，只知道是在广东与湖南、江西等省的分界处。据 1913 年商务印书馆出版的《新体中国地理》对五岭的介绍："自越城岭而东，横障南境，与两广分界。最著者曰萌渚岭、越城岭、都庞岭、骑田岭。又东与大庾岭相续，即所谓五岭也。"从不同的地理位置来看岭南，名称又有所不同。从中原来看，其在五岭之南，又称为岭外；从珠江三角洲来看，又可称为岭表。

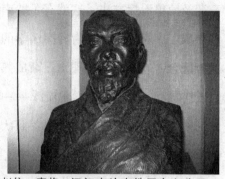

赵佗，秦将，汉初在岭南地区自立为王，汉高祖时接受南越王的封号。在他统治时期，能"和辑百越"发展经济，为岭南的发展做出重要的贡献。

　　岭南医学史学者认为，岭南医学流派中所指的岭南是指五岭以南地区，包括现在的广东、海南两省及广西壮族自治区的一部分。

　　岭南因重山阻隔，交通不便，与中原交流较少。虽然秦始皇派兵统一百越地区，试图在此建立中央集权统治，奈何山高皇帝远，刚刚统一中国，百废待兴的秦始皇实在是"有心无力"。

　　于是，"食君之禄"却不"忠君之事"的秦将赵佗自立为王，起兵兼并桂林郡和象郡，在岭南地区建立南越国，自称"南越武王"。因此，在短暂的统一之后，岭南，依然"我行我素"傲立于中央集权之外。

　　因为有了五岭的屏障，岭南偏安一隅，在那些群雄逐鹿中原的年代，免去了战乱的纷争，成为中原之外的一片"桃花源"。虽然战争是历史发展的必然，但是，"兴，百姓苦，亡，百姓苦"，战争对于老百姓来说，始终是一种灾难。为了逃难，他们背井离乡，一路向南，带着中原的文化，带着他们的聪明才智来到南蛮之地，来到了有着崇山峻岭庇护的岭南，得以休养生息，也为岭南带来了中原的文化，为岭南医学的产生奠定了理论基础。于是，岭南医学呼之欲出，因为这里有特殊的疾病谱以及独特的地理气候。

　　五岭山脉横亘岭南的北部，阻断了北方呼啸而来的寒风，亚热带季风气候带来的湿热天气使山岚瘴气肆虐危害，后来人们在生活实践中发现一些独特的岭南草药及简单治疗方法，这就有了岭南医学的萌芽；再后来，从北方迁徙而来的人们带来了中原的医学，为岭南医学的发展带来了源头活水，与当地原有的医疗经验相融合，岭南医学的理论逐渐成熟；又经过几千年的历史沉淀，终于成就了中医学中独具特色的一个学术流派——岭南医学。

对于岭南医学的定义，学者们认为：岭南医学不仅是岭南地区人民医疗保健的重要方法，也是祖国医学宝库中重要的组成部分。

在这里，岭南医学代代相传。

本土医学早萌发

岭南虽偏安于中国南方一隅，但是，岭南本土医学并没有因为缺少凛冽北风的肆虐而变得脆弱。相反，南方温热潮湿的空气使本土医学很快就萌芽生根。

1958年在广东韶关马坝镇狮头山北面第二层溶洞中的一条裂隙发现人类头骨破碎化石，黏结后，计有额骨和部分顶骨、右眼眶及鼻骨的部分，经有关专家鉴定是直立人向智人过渡的早期类型人类化石，命名为"马坝人"。也就是说，13万年前的马坝，生活着一批刚刚从猿进化而来、双手刚刚解放、智力正在发展的远古人类。这个时候的人类正在慢慢向智人进化，生产力和生活水平远非我们这些现代人可以想象。

但是，值得庆幸的是，这批远在13万年前的更新世纪末或晚更新世纪初便生活在广东韶关马坝乡的古人类已经掌握了一种赖以区分人与动物的技能，也是一种人类卫生保健的基本技能——火的运用。从考古挖掘的发现来看，当时的"马坝人"已经懂得用火，即相似于远古传说中"钻燧取火以化腥臊"的燧人氏时代。火能抵御寒冷，防止风寒侵袭；将生食转为熟食，以免脾胃受伤；驱赶野兽保护自己，避免受到伤害。这就是最原始的卫生保健活动。也许，当时的人们对火的使用，仅仅是为了驱寒，为了化腥臊，为了免受野兽的侵袭。但是，用火驱寒，减少了外感疾病的发生；用火将生食煮熟，减少消化道疾病的发生却是事实。岭南医学的萌芽就以最自然的姿态在这摇曳的火光中若隐若现地出现在我们的面前。

　　白驹过隙，流水无痕，"马坝人"在长久的生活劳动中逐渐进化，渐渐繁衍，在静默的历史中迎来了中华历史上的第一个真正的辉煌时代——三皇五帝的时代。三皇五帝都是有德明君，虽然生产力低下，却也能使百姓过上富足的生活。海内升平，人民安居乐业，他们并没有忘记在南方海边的交趾之地。于是，尧帝"命曦叔，宅南交"，出现了有历史记载的第一个"中央特派员"，打开了岭南和中央的沟通渠道。

　　天下大势，合久必分，分久必合，对权力的渴求终于使"任人唯贤"的禅位制"禅让"于"家天下"的世袭制，也就从此打开了争夺天下的"潘多拉"之盒。岭南虽是蛮荒之地，却也不再"逍遥"，历代君王不管能不能征服，都希望平定四方，这百越之地的岭南当然也在平定之列，崇山峻岭隔不断浩浩荡荡的军队，人们安居乐业的生活被打破，终究要以臣服换来短暂的安宁。

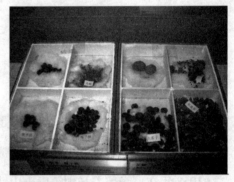

1956年，广州西村汉墓出土的花椒、酸枣等药物。

　　商代，汤平定四方，两广地区始名南越。

　　周代楚国的熊氏伐扬越，越地大部遂为楚所有，楚国立"楚庭"于南海。

　　这时候的岭南已经有了农牧业生产。据光绪《广州府志》卷140记载："周时南海有五仙人，骑五色羊，各持谷穗一茎六出，衣与羊色，各如五方降于楚庭，遗穗腾空而去，羊化为石，城因以名。"这既是广州别称羊城的由来，也是人们对于当时广州地区便出现了水稻种植的一种传说。虽然只是传说，但是百越先民早就掌握了水稻种植技术，却也是事实。现在越秀山上的五羊献穗的雕像仍然是广州的标志性雕像。这个故事虽然是神话传说，但从侧面反映出最迟自周代起，这一带就开始有了农牧业生产。有了劳动就会有发现，人们在生产劳动实践中发现了植物药、动物药和矿物药，发现砭石刺病，熨灸裹敷等外治方法。这是原始的医学的雏形。

　　南越王统治期间，由于相对隔绝的地理环境，岭南地区的发展较之中原地区相对落后，尤其在文化卫生医学事业等方面。秦始皇的众多方士为其寻求长生不老之药而漂洋过海，寻找传说中的蓬莱三岛，来到广东的罗浮山，并在此修炼，带来了中原地区先进的文化，百越地区与中原地区有了友好的、不带任何杀伐气息的沟通，这沟通恰恰是从医学的雏形——修仙而来。而这沟通的地点，便是在有着"蓬莱仙岛罗浮山"之名的广东博罗的罗浮山。

蓬莱仙岛罗浮山

在一段漫长的时间里，对于中原的人们来说，岭南是"南蛮"——远离中原，教化不开的蛮夷之地。偏偏就在这蛮夷之地，横亘着"中国十大名山"之一的罗浮山。

罗浮山，道教的洞天福地，位于广东省南部，横跨博罗、龙门县及增城市，素有"岭南第一山"之称，是秦时传说中的"蓬莱三岛"之一。光绪年间《广州府志》卷140中有"蓬莱山三岛，罗浮山其一也"的说法，是道教的十大洞天之第七洞天，名朱明耀真之洞天。又列为七十二福地之第三十四，名泉源福地。

远在南方交趾之地的罗浮山成为道教名山其实很偶然，但是，这种偶然却推动了岭南医学的发展。

秦时东渡扶桑为始皇求仙药的方士们在海上迷了路，顺水漂流到这里，看到这里山川灵秀，似有道家仙气，便误以为到了蓬莱仙岛，欢天喜地地在这里炼丹修炼，祈求长生不老。于是，罗浮山便误打误撞地成了道教仙山，也为岭南地区迎来了第一批友好的"中原客人"。在秦汉时期，虽然路途遥远，但是罗浮仙山的诱惑依然巨大，各地方士不惧险途，不远万里，从中原地区跋涉而来，他们在罗浮山采药炼丹，服食丸散，以求长生不老。传说那个与秦始皇聊了三天三夜、视金璧如粪土的方士安期生，曾在罗浮山采药修炼，在菖蒲涧得道飞升。晋代皇甫谧《高士传》记载："安期生者，琅琊人也，受学河上丈人，卖药海边，老而不仕，时人谓之千岁公。秦始皇东游，请与语三日三夜，赐金璧直数千万。"秦始皇离开后，安期生委弃金宝不顾，留书始皇："后数年求我于蓬莱山。"

在秦代之前，岭南地区的人们有了应用中草药的经验，岭南医学萌芽渐渐显露。到了秦汉时期，乃至晋代，大量方士在罗浮山隐居，炼丹修炼，朱砂、雄黄等矿物药也开始从丹炉中走出来，长期应用于临床实践中，使岭南医学进一步发展。

1983 年，在广州市象岗山西汉南越王墓葬发掘出土的文物中，发现有中药、捣药工具及装药丸的银盒。中药计有雄黄、硫黄、紫石晶、绿松石、赭石等五石药和羚羊角；捣药工具为铜臼、铜杵、铁杵。装药丸的银盒外形扁圆，盒盖和盒身有蒜瓣形花纹，盖身、口沿饰有精细几何纹，并且鎏金，盒底有铜质圈足，盒上烧焊三个小钮，出土时，盒内盛着半盒中药丸。说明当时的医学发展已经出现了丸药成品。西汉南越王墓葬考古的重大发现，证实岭南地区医药历史，至少已有两千年之久。

对于岭南医学来说，应该感谢秦始皇这一倍受谴责的劳民伤财的求仙药的举动。随着这些掌握着道家理论和基本医学知识的方士们的到来，罗浮山也就成了岭南医学的"洞天福地"。

若不是罗浮山洞天福地声名在外，远在山东的安期生又怎会在此留下仙迹。若是岭南地区真的"炎方地卑"，物产不丰的话，古代修仙者又怎会在此停留。而这些修仙者中，最有名的当然就是晋代的葛洪和鲍姑夫妇，他们都选择在岭南度过了余生，并为后世留下传世的著作。尤其是葛洪的《肘后备急方》更是被后世奉为经典。

葛洪晚年居罗浮山，是有史可证的。《晋书》卷 72《葛洪传》载，葛洪晚年闻交趾产丹砂，求为句漏令，以便就近采料炼丹。丹砂也就是朱砂，化学名是硫化汞，是当时方士炼丹的一种重要的原料。葛洪的著作《抱朴子·内篇》中详细记载"丹砂烧之成水银，积变又还成丹砂"，也就是红色的硫化汞加热后会变成易挥发的硫黄和水银，可以从有形到无形，冷却后又可以变成黑色的硫化亚汞，再经过氧化成高价的红色的硫化亚汞。这种同一物质在形态和色彩上的变化让古人惊奇不已，甚至笃定地认为这种无形与有形之间的互变，正是修仙的根本。所以，当时的方士们为了炼丹，必须寻找优质的丹砂。

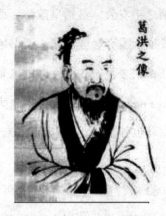

葛洪出身江南世家，因平定"八王之乱"有功，封伏波将军，来岭南广求医书，并师事鲍靓，继续修道，深得鲍靓器重，甚至聘其女为妻。后来北方局势稳定，回到故乡，这时候已是东晋开国，东晋皇帝念其有功，便赐爵关内侯，食句容二百邑，后逐渐升迁，官至咨议参军。听闻交趾（今越南地区，当时属于中国版图）产丹砂，便"求为

葛洪，字稚川，自号抱朴子，丹阳句容（今江苏句容县）人，晋代著名炼丹家，医学家，为岭南医学发展做出重大贡献。

句漏令"，为了炼丹，不惜背井离乡，放弃自己"封侯赐爵"的生活，带着子侄开始了漫漫长途的跋涉。后行至广州，为刺史邓岳所留，"乃止罗浮山炼丹"。作为"蓬莱三岛"之一的罗浮山，对于葛洪无疑是有吸引力的，于是，他便留了下来，广泛搜集和整理民间的各种验方秘方，写成了《肘后备急方》和《抱朴子》等医书，反映了晋代以前的医学成就和民间疗法。而《肘后备急方》及《抱朴子》中关于艾灸的论述，应该也有葛洪妻子鲍姑的一份功劳。

鲍姑，葛洪之妻，鲍靓之女，被称为中国医学史上的第一位女灸家。虽然没有留下医学著作，但是，《南海县志》则具体谈到鲍姑行医之事，说她"越岗天产之艾，以灸人身赘瘤，一灼即消除，无有。历年久，而所惠多"。可见其艾灸的神效。越岗（越秀山）下有鲍姑井，相传她以井泉及红脚艾为医方，活人无数，晚年往罗浮山修道。历代人民都纪念她，为之凿井，修祠庙，以示纪念，广州越秀山下三元宫内设有鲍仙姑殿，立有坐禅像供养。现三元宫已重新修茸开放，逢初一、十五香火不绝。

罗浮山上的长生井、炼丹炉、洗药池，处处留下了葛洪求仙炼丹，治病救人的足迹。遥想葛洪当年，仙风道骨，一锄一篮，跋山涉水，为民采药，治病救人。洗药池便是他洗药草的地方。清代诗人丘逢甲为追忆葛洪，在洗药池畔的巨石上

镌刻题诗云："仙人洗药池，时闻药香发；洗药仙人去不还，古池冷浸梅花月。"

洗药仙人虽然去不还，但他留下的岭南医术却在岭南地区流传几千年，岭南人们深受其惠，世世代代纪念着这对同志同梦、治病救人"羡煞鸳鸯共为仙"的夫妻。

两晋名家蕴芳华

从魏晋到南北朝时期，是一个战乱的年代，"乱哄哄，你方唱罢我登场"，中原地区始终动荡不安，从晋朝王室的"八王之乱"到五胡十六国逐鹿中原的"五胡乱中华"。群雄混战，生灵涂炭，对于中原的老百姓来说，是一种苦难。他们向往平静安宁的生活，为了逃避战乱，收拾行囊，一路南行，去寻找心中的"桃花源"，于是，来到了南方，翻过了崇山峻岭的五岭山脉，到了这人烟稀少的岭南避乱。宁静的岭南一下子"热闹"起来，南迁的人们带来了中原地区先进的农业技术和科学技术，南越蛮荒之地得到了第一次的较大规模的开发，医学史上也首次出现了一批著名人物，葛洪鲍姑夫妇在罗浮山上治病救人，支法存、仰道人善于治疗脚气，轩辕述擅治疑难杂症等。

支法存，晋代岭南名医。本是胡人，不知道他的父辈是否在"五胡乱中华"的时候随着征战的部队穿过中原，来到岭南，然而他确实是生长在广州，学习了很多岭南民间的医学经验，加之他天资聪颖，学以致用，善于治疗脚气病和热带寄生虫病这些在当时让人束手无策的疾病。可惜他的《申苏方》已经失传，但是在葛洪、孙思邈等其他人的医著里都有他的方药的记载。其中他用于治疗脚气的处方，使他成为中国治疗脚气病的先驱者："防风汤……南方支法存所用多得力，温而不损人，为胜于续命、越婢、风引等汤，罗广州一门南州十人常用，亦治脚弱良方。"

　　除了治疗脚气，支法存也学习岭南的民间传统疗法并加以改进，用于治疗各种疾病。在岭南地区有一种比较特殊的寄生虫病叫沙虱，就是现代医学所称的恙虫病，在葛洪的《肘后备急方》中已有记载，在民间有用蒸汽疗法治疗溪毒（沙虱）。支法存受到这种方法的启发，既然可以发汗将溪毒逼出，那么其他外邪是否也可以用这个方法逼出呢？于是用来治疗伤寒，即汗解伤寒，也有明显效果。这一治疗方法对后世医家影响较大，后世医家将这种方法进行改进、提高，成为现今的熏蒸疗法。现在熏蒸疗法的运用，在我国的北方比南方更广泛。

　　支法存是岭南名医，但是在传说中，他的结局并不好。据宋人的读书笔记记载，支法存医术高明，很快就成了巨富。家里有八九尺长的毛毯，上面织成各种图形，光彩夺目，还有一张八尺长的沉香木板床，居室芳香四溢格外芬馥。可惜，胡人终究不懂儒家的"内敛"，支法存没有收敛好他血统中的那点张扬。普通老百姓都知道要"财不外露"，更何况他的万贯家财，自然会有人看上他的这两件宝贝。王琰来任广州刺史的时候，他的大儿子王邵之多次向支法存索要这两件东西，支法存既然没有学会"内敛"，当然更不懂得"圆通"，也不知道"民不与官斗"，他更不知道"破财消灾"。于是，被拒绝的王邵之既没得到想要的两件宝物，又觉得丢了面子，就诬告支法存豪横放纵，杀了支法存并没收家财。不明不白做了刀下鬼的支法存想不通，冤魂不散，他的魂魄经常在刺史府内出现，一出现就打楼阁下的大鼓，好像要叫冤，如此经过一个月，王琰就得了病，常常看见支法存守着他，没几天就死了。王邵之紧接着回到扬都，也死了。

　　这个故事并没有见于史料，而是载于南朝宋人的《异苑》中，这是一本读书人道听途说的读书笔记，

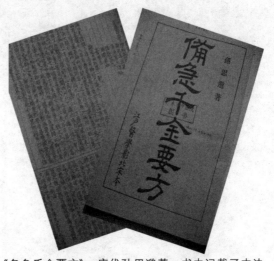

《备急千金要方》，唐代孙思邈著。书中记载了支法存、仰道人擅治脚气病，并保存了支法存《申苏方》（已佚）中的一些方剂。

我们姑且听之。关于支法存的史书记载并不多，仅在孙思邈的《备急千金要方》中提到"岭表江东有支法存、仰道人等，并留意经方，偏善斯术。晋代仕望多获全济，莫不由此二公"。这是对岭南脚气病治疗史的记载，书中提到的另一个医家仰道人也是当时岭南医界的一个奇人。《广东通志·列传》载："仰道人，岭表僧也，虽以聪慧入道，长以医术开怀。因晋代南移，衣缨士族，不习水土，皆患脚软之疾，染者无不毙路，而此僧独能疗之，天下知名焉。"所以，仰道人是当时南迁士族的"救星"。

正是有了他们的医学活动，晋代的岭南医学才有了起色，才让五岭以外的中原之地开始注意到岭南医学的发展，岭南医学开始一步步走出五岭，进一步地发展起来。

民族迁徙促发展

岭南医学在两晋南北朝之前，虽然有所萌芽和发展，但是都处于摸索阶段，发展相对缓慢。随着时间的推移，中原百姓的南迁，中原文化的发展，为岭南文化带来了新鲜的气息，也为岭南医学带来了新的理论，结合岭南当地情况，促进岭南医学形成了其发展阶段的第一个高潮。

在晋代之前，岭南的人口流入，最重要的途径是朝廷平定南方的军队或者贬谪的官员。秦始皇派 50 万军队平定百越，而后又派 1.5 万妇女来到岭南与军中男子成婚，使他们能够安心驻守。汉武帝平定南越，部队到了岭南之后也没有再北调，而是留在了岭南，与当地本土民族和平相处，慢慢地也成了岭南人，这些都是北方汉人迁入岭南的重要原因。

在很长的一段时间内，岭南是朝廷流放贬谪官员的地方。朝廷大臣一旦犯错或者犯罪，都会被流放到南方，不是云贵就是岭南；韩愈反对迎奉佛骨舍利而被贬潮州，"一封朝奏九重天，夕贬潮阳路八千"，来到潮州兴学，其《祭鳄鱼文》，开潮州一代学风。苏东坡被贬惠州，也给当地带来了中原先进的文化。

虽然这些官员来岭南的时间不长，但是却带来了先进的中原文化。还有一部分是来岭南赴任的地方官员，由于山路阻隔，任满后羁留于岭南，这些人大部分都是知识分子出身，他们促进了中原文化与岭南本土文化的融合，促进岭南文化的进一步发展，尤其是岭南医学的发展。

另外，在隋唐之前，求仙炼丹之风始终没有减弱，这虽然有金石误人之弊，但是也促进了当时科学技术尤其是医药学的发展。方士们在炼丹的过程中，发现了朱砂、硫黄等中药。同时，这些方士们云游四方，把炼服丹药的方法以及中医中药的知识带到云游之地。秦时东渡扶桑为秦始皇求仙药的方士们在海上迷了路，顺水漂流到广东罗浮山，误以为到了蓬莱仙岛，便在此炼丹修道，祈求长生不老。在秦汉时期，罗浮山云集各地来的方士，他们在罗浮山采药炼丹，服食丸散，以求长生不老。晋代岭南著名的医家葛洪就是为炼丹而来到罗浮山上的，至今罗浮山上仍有"稚川丹灶""洗药池"等遗址。

从汉代开始，北方的少数民族匈奴、鲜卑、羌、氐等不断骚扰汉朝的北方边界，汉武帝在位54年，就和匈奴打了44年的仗，历代皇帝或战或和，都与北方这些"夷族"纠缠不清。从魏晋到南北朝时期，中原地区始终动荡不安，从晋代王室的"八王之乱"到五胡十六国逐鹿中原的"五胡乱中华"。晋代北方各民族势力不断扩大，而晋朝渐衰，永嘉二年（308年），匈奴人刘渊起兵建国，洛阳、长安相继失守，晋室南移，北方士族豪强和普通百姓纷纷移居江南。史载："洛京倾覆，中州仕女避乱江左者十六七。"永嘉五年（311年），匈奴人刘曜率兵攻入洛阳，俘虏了怀帝，史称"永嘉之乱"。此后，中原人民在阶级和民族的双重压迫下，纷纷越淮渡江，相携南下，掀起了中国历史上汉族的第一次大规模的人口迁徙。据宣统《东莞县志》卷9载："邑本晋郡，永嘉之际，中州士人避地岭表，多止兹土，衣冠礼仪之俗实由于此。"可见，当时南迁的中原人对于岭南地区礼俗的形成的重要性。晋愍帝建兴三年（315年），"江、扬二州经石冰、陈敏之乱，民多流入广州，诏加存恤"。此后，中原每一次较大的政治变动，如祖逖北伐、淝水之战、刘裕北伐、北魏南侵等，都有一次较大规模的人口南徙。

北方人口南迁，并在岭南地区繁衍生息，安居乐业，成为现代岭南人，尤其是客家人和潮汕人的祖先，促进了岭南人口的增长。据史料记载，岭南人口统计晋代43 140户，较之汉代的19 613户增长一倍多。同时，也带来了中原地区的风俗文化，带来了正统的儒家思想，传播了先进的文化知识，促进了民族融合和经济社会发展，加快了土著诸族进步的历史过程。南迁的人民与岭南本土人民友好相处，促进了岭南地区经济的发展。

北方人口的大量南迁，为南方地区带来了先进的农业技术和科学技术，南越蛮荒之地得到了第一次较大规模的开发。在粮食生产以及经济作物种植等方面都有了较先进的开发。南迁人口带来的先进技术也促进了岭南医学的发展，岭南医学史上也首次出现了葛洪鲍姑夫妇、支法存、仰道人等一批著名人物。

南迁士族的救星

从汉代开始，北方的少数民族匈奴、鲜卑、羌、氐等不断骚扰我国的北方边界，汉武帝在位54年，就和匈奴打了44年的仗，历代皇帝或战或和，都与北方这些"夷族"纠缠不清。到了汉末，中原也是群雄混战，北方少数民族更是趁乱不断骚扰。到了永嘉五年（311年），匈奴人刘曜率兵攻入洛阳，俘虏了怀帝。晋代那些峨冠博带、醉酒吟诗的士大夫们惊惶失措，他们收拾行囊，从洛阳到建康（今天的南京），长江的天险依然没能挡得住战争的蔓延，于是，他们继续南下，来到了南方的"蛮夷之地"。虽然，曾经传说这里虎狼成群，这里山岚瘴气，可是，这些没有见过的传说中的危险终究没有他们面对的北方粗犷的夷族可怕，朝着未知的南方转移，终究还有一丝希望。

天高路远，风尘仆仆的他们心怀忐忑，不知道下一刻面对的是什么，翻过绵延的五岭，宁静温暖的岭南给饱受颠沛流离之苦的他们以休养生息。虽然他们依然怀念那个已经被人侵占的故国，但是那已经只是午夜梦回时的念想了，既然已经走了这么久、这么远，来到了这个虽然荒凉，却也清静，符合他们出世隐遁思想的南方，那就留下来吧，就把他乡当作故乡吧。

可是，在北方锦衣玉食的他们，来到山岚瘴气弥漫的岭南，首先碰到的问题就是水土不服，很多都患上脚弱症，其势多凶险，毙人甚众。更让他们措手不及的是，他们根本不知道这是什么病。因为他们所读的书上几乎没有记载。据唐初孙思邈《备急千金要方》卷第七《风毒脚气·论风毒状》记载："考诸经方，往往有脚弱之论，而古人少有此话。自永嘉（307—312年）南渡，衣缨士人多有遭者。"幸好，岭南有名医，"岭表江东有支法存、仰道人等，并留意经方，偏善斯术。晋朝仕望多获全济，莫不由此二公。"可见，支法存、仰道人都是精于此道者，妙手仁心，使这些刚刚逃离战乱之苦的人们免于疾病之痛。

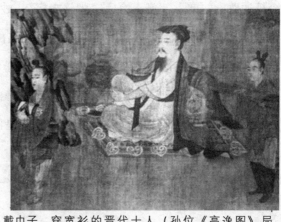

戴巾子、穿宽衫的晋代士人（孙位《高逸图》局部）。这些衣缨士族来到岭南，水土不服，幸得支法存、仰道人所救，在岭南定居下来，繁衍生息。

孙思邈所提到的"脚弱之论"，类似于现代医学脚气病。脚气病是由于食用的谷物过精，导致维生素 B_1 缺乏，主要表现为肢端感觉减退、异常，深反射减退或消失等多发性神经炎的症状，常伴有下肢浮肿、食欲减退、胃肠功能紊乱、胸闷心悸等。在医学并不发达的当时，这个病是凶险的，而且，很多人都因为没能正确诊断，没有及时治疗而死亡。所以，"脚弱病"在当时士大夫阶层中属于"谈虎色变"的话题。万幸的是，岭南有支法存和仰道人，他们"安神定志，无欲无求，先发大慈恻隐之心，誓愿普救含灵之苦"，凡遇到有人求诊，必是"一心赴救，无作功夫形迹之心"。所以，在北方士族初来之时，是岭南的本土医生"救其于危难之中"。

关于晋代这两位岭南名医的生平事迹，我们实在很难再寻其踪迹，因为史料的记载很少。支法存的记载虽然不多，但我们至少知道他本是胡人，知道他有本已经失传的书，知道传说中的他的死因。而关于仰道人，我们知道的更少，据《广东通志·列传》记载："仰道人，岭表僧也，虽以聪慧入道，长以医术开怀。因晋朝南移，衣缨士族，不习水土，皆患脚软之疾，染者无不毙路，而此僧独能疗之，天下知名焉。"从这唯一能找到的只言片语中，我们只知道他是岭南地区一个精通医术的僧人，善于治疗"脚软之疾"，妙手仁心，当时晋朝南迁的士族很多都得此病，"而此僧独能疗之"，成为天下闻名的岭南名医。

晋隋时期，为避战乱，中原人口大量南迁。南岭的天然屏障作用，为他们在岭南地区提供了庇护之所，在虽然荒凉却安静的岭南安居下来，而他们所带来的中原文化与岭南特有文化也在此结合，尤其是医学上的融合，形成了岭南医学的第一个高潮。

盛唐一统重教育

晋代是岭南第一次大规模接受民族南迁，接受中原文化的融合。因此岭南医药有了长足的发展，除了葛洪、支法存、仰道人这些著名的医生之外，还有两部医药著述比较有名。

其一是梁武帝普通年间（520—526 年），印度禅宗二十八祖菩提达摩泛重溟来抵广州，粤人在广州城西建华林寺，也就是今天的"西来初地"，据《宋史·艺文志》记载，达摩著《血脉》一卷，现在已经失传。

其二是当时的广州刺史嵇含著《南方草木状》，是岭南最早的植物志，甚至有学者称其为"世界最早的植物志"。该书共三卷，卷上草类、卷中木类、卷下竹类、果类，全书收载生长在岭南地区的植物共计 80 种，其中包括药用植物如槟榔等。嵇含字君道，自号亳丘子，西晋时期的文学家及植物学家，是"竹林七贤"之一嵇康的侄孙。曾任广州刺史，亦一博物君子，与葛洪同年代人，任广州刺史期间，嵇含推荐葛洪当他的参军，后因葛洪及其自身的经历，深感："荣位势利，譬如寄客既非常物，又去其不可留也。"（《抱朴子外篇·自序》），于是隐居于广东省罗浮山中采药、炼丹，对许多病例做了非常细致的观察。

但最近刘昌芝考证《南方草木状》的作者为徐衷，徐衷是东晋至刘宋初年人，曾留居岭南，做《南方记》，后将书中草木名实抽出曰《南方草木状》，现存有商务书馆排印本。不管《南方草木状》的作者真相如何，我们都要感谢他为我们留

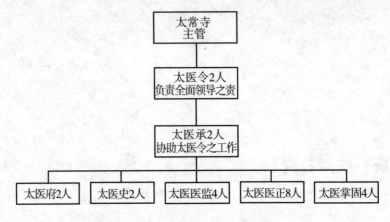

唐代太医署人员结构图。（出自中医药数字博物馆）

下了这本最早的相对详尽的关于岭南植物的专著，让我们在一千多年之后依然可以了解当年的研究水平。

　　历史的长河在跌宕起伏中继续向前，分分合合，终于在多年的战乱之后，强大的唐代一统天下，人民看到了休养生息的希望，那些忙于应付战争的统治者们回过头来看到社会的千疮百孔，于是，修复的工程开始了，这是文化社会的幸运，尤其对于医学。

　　唐代天下大定，分天下为十道，岭南道为其一。"岭南"一名，也就是在这个时候开始使用的。据《新唐书·地理志》记载："岭南道，盖古扬州之南境。汉南海、郁林、苍梧、珠崖、儋耳、交趾、合浦、九真、日南等郡。"

　　唐代政府重视医政设施，成立太医署，专门管理医疗教育。事实上，在南北朝时期的刘宋首次设立了官办的医学校，统一培养医学人才。隋朝设置的太医署进一步完善教育制度。到了唐代，中央的太医署机构完备，分为医、针、按摩、咒禁四科，各科均有博士、助教等主讲老师，也有医工、医师等类似现在的实验室技师辅助教学，并设有药园以便进行药物学习。在全国各道属下的州府，也成立了相应的机构来完善医疗教育的管理。

　　据《新唐书·百官四》记载："道下各州府医学教育，均置博士一人，助教一人，都督府、大州医学生二十人，中小州医学生十人，掌州境巡疗。"因为有了政府的重视，医疗教育事业发展，培养了很多医学人才。这时期的医学著述颇丰，岭南地区李继皋的《南行方》三卷，李暄的《岭南脚气方论》，郑景岫的《南中四时摄生论》，还有一部不署撰写人姓名的《岭南备急要方》等。

尽管强大的唐代让世界为之倾倒，以至于现在国外华人聚居的地方被称为"唐人街"。可惜，这种强大也只能在历史的规律中继续向前，天下大势总是合久必分，分久必合的。强大统一的唐代只维持了288年，历史又进入群雄混战的五代十国。

这个时候的岭南，虽然地势偏远，但是也士人云集，有的为避战乱来到这里安家立业，也有的是被流放的名臣后裔，还有因战乱阻隔而不得北返的任满的地方官。南海王刘隐将这些人笼络起来，为其所用，并派其弟刘岩平定广州的割据势力。刘隐死后，刘岩在广州兴王府称帝，国号南汉，成为五代十国的一个小国家。至此，岭南不再是"冷眼旁观"五岭以北纷争，开始参与这个时期的混战。

经过盛唐时期的岭南医学依然有进一步的发展，作为唐王朝的一个行政机构，按照《新唐书·百官志》的标准，岭南各州应该共有博士74人，助教7人，医学生810人，这些学生学成之后将为整个岭南道各州百姓提供医疗服务。但是，这个数字只是中央给地方的标准，能否足额配置还要看当地的人口和地方的财政，文化经济均相对落后的岭南道是难以足额配置的。

尽管不能按制培养足够的医学生，但是，毕竟这时候的岭南早已不再封闭，这一时期也有了几位著名的医家，著名医家轩辕述就是其中之一。

轩辕述，唐末南汉时期岭南医家，著《宝脏畅微论》三卷。据清代梁廷楠《南汉书·列传第八》记载："轩辕述，乾亨时人，精通岐黄术。治病多奇验，远近争趋之。尤好读前代医学诸书，自能具卓识，不胶执古人成说。常居孜孜著作，老而不倦。"他医术高明，专治疑难杂症，于是，四方的患者不论远近都来找他（"远近争趋之"）。他尤其喜欢读古人的医书和其他杂书，但并不拘泥于古人已经有了的结论，有自己的独特的理解和看法。他很勤奋（"常居孜孜著作，老而不倦"），"先是，青霞君作《宝脏论》三篇"。估计这个青霞君，是个炼丹家，因为他的书里说的是怎么炼石成金（"著变炼金石之诀"）。轩辕述觉得这本书有用，但并不完善，因此就自己进行校对，去掉其中的谬误，而且补充了很多新的内容和见解，写成了《宝脏畅微论》三卷。该书成书时，轩辕述已经九十岁了。他死后，所留下的这本书，成为后世医家争相传阅的宝贝。（"成书时，年已九十矣。寻卒，所遗书，医家争宝之"）这是我们所能找到的关于轩辕述的唯一的史料记载，令人惋惜的是，《广东通志·卷一百四十》"医家栏"下提到的轩辕述所著的《宝脏畅微论》三卷已经失传，我们已无从读到这部一千多年前的医学著作。

唐宋医著渐丰硕

在五岭横亘的赣粤交界处，有一条沟通五岭南北的古道——梅岭古道，默默矗立在崇山峻岭之间，成为岭南地区与北方中原沟通的最重要的通道。

虽然在秦朝统一中国之后，岭南地区便已在中央集权统治政权中有了备案。虽然秦始皇的军队在南岭之上，开辟了一条简便的山路，但是，山体陡峭，山路崎岖，若是碰到雨天路滑，更是堪比蜀道的"难于上青天"。所以，及至隋唐，出现在朝堂之上的岭南人依然寥寥无几，两者之间遥远的距离，艰险的路途都与岭南士子艰难的"出仕之路"有着莫大的关系。

唐代是个开放的朝代，八方来朝，使唐代与外界有着越来越多的联系，而作为重要港口的番禺（现广州）却依然孤悬岭外，其重要原因便是五岭的阻隔，交通的不便。

唐开元（713—741 年）年间，广东曲江人张九龄任左拾遗，因直言得罪了当政者，于是告病回曲江，经过梅岭时见"岭东路废，人苦峻极""以载则曾不容轨，以运则负之以背"（唐代张九龄《开大庾岭路记》）。因此奏请唐玄宗开凿梅岭古道，改善南北交通，以充分利用岭南的"齿革羽毛之殷，鱼盐蜃蛤之利"，使其顺利送入内地，以便"上足以备府库之用，下足以赡江淮之求"。

张九龄的奏章得到了唐玄宗的重视，命其开凿大庾岭路。经过两年艰苦卓绝的努力，一条宽一丈，长约 30 里的山间大道在南雄开通，从此，南雄珠玑巷成为中原先民南拓进入广东的重要中转站。后人更是吟出了"荒祠一拜张丞相，疏凿真能迈禹功"的诗句来赞扬张九龄开路的功绩，可见，成功开凿了梅岭古道（大庾岭路）对于岭南地区人民的重要性。不知道当唐玄宗接过千里迢迢送来的新鲜荔枝时，是否会为当年自己听从张九龄劝告而感到欣慰，我们只知道，有了这条梅岭古道，岭南地区与中原的联系越来越密切。从晋隋到唐宋元时期，中原地区朝代更迭，纷争不断，中原人民或避战乱，或为生计南迁，大部分人都是经过梅岭古道进入岭南地区的，因此，屈大均《广东新语》卷二珠玑巷："吾广故家望族，其先多从南雄珠玑巷而来。"所以，岭南与中原地区的联系和文化的融汇从很早的时候就开始了。

经过晋唐时期的大量人口带着科学技术的涌入，以及唐代社会经济发展的铺垫，宋元时期的岭南医学出现了又一个新的高潮，并在全国产生了一定的影响。这一时期岭南医学著述较多，南宋史学家郑樵将医书细分为 26 类，其中首次将"岭南方"作为一类进行命名。这一时期岭南方略计有：李继皋《南行方》三卷，李暄《岭南脚气方论》一卷又方一卷，青溪子《脚气论》三卷（《崇文总目》中提到青溪子是李暄的别号），郑景岫《南中四时摄生论》一卷。还有不著撰写人姓名的有《岭南备急要方》三卷，《南海药谱》一卷，《治岭南众疾经效方》一卷，《广南摄生方》一卷。不过，上述有关医家的生平籍贯不详，且大部分并非岭南人，而只是曾到过岭南。上述医著到了宋代，便仅存《南中四时摄生论》和《南行方》，其余医著现亦亡佚，但是通过其他书籍的记载仍可窥其豹斑。

除了这些医学专著之外，还有一些民间的方子虽然没有著述成书，却经过流寓岭南的名人的记载而流传了下来。柳宗元和刘禹锡的书信往来便是最好的体现。

柳宗元，唐代文学家，唐宋八大家之一。唐顺宗时期因改革失败而一再被贬，最后到了五岭以南的柳州，任柳州刺史，并卒于柳州刺史任上。初到南方的柳宗元水土不服，加上当地缺医少药，曾经重病不起。这个时候的岭南地区已经有了一定的地方文化，有着一些较有效验的简便验方。柳宗元幸得友人提供验方，才得以治愈，并将其记录起来，在与友人的书信中曾经提及《柳州救死三方》，这三方分别是"治疗疮方""治霍乱方"和"治脚气方"，分别记录了其在柳州时期三次危重的疾病，分别是疔疮、霍乱（是指气机不利、上下不通的干霍乱，不同于现代医学的霍乱）和脚气（前文提到的"脚弱症"），用其自己的话说是："奇疮钉骨状如箭，鬼手脱命争纤毫。今年噬毒得霍疾，支心搅腹戟与刀。迩来气少筋骨露，苍白瀺泪盈颠毛。"可见当时情况的危急，三次均幸得当地验方所救才能"鬼手脱命"。

而柳宗元的好友，与其一起支持王叔文改革并同时被贬的刘禹锡，也被贬到了广东的连州，任连州刺史。虽然岭南地区缺医少药，但刘禹锡自身便是精通医药，到连州后，更是重视对当地民间验方的搜集整理，对于当地有特效的药物采集和炮制，并将收集来的验方以书信的方式传阅于其朋友之间，这便是其《传信方》的由来。

《传信方》流传甚广，虽然原著已经失佚，但是包括日本的《医心方》、朝鲜的《东医宝鉴》在内的很多著名的医书都有引用。其中记载了涉及咳嗽、霍乱、肠痛、狐疝、难产、阴冷、打仆、拔箭镞、蛇伤等内外伤科的验方。这些验方大多是刘禹锡收集的各地应用的验方，丰富了岭南的医药知识。

柳宗元和刘禹锡均属于被贬来岭南的官员，不仅为岭南地区带来了中原文化，也用自身的努力，丰富了岭南医学的内容，为岭南医学文化增添了珍贵资料。

宋代岭南初耀世

960 年，后周大将赵匡胤在陈桥驿黄袍加身，建立宋代，是为北宋。970 年，北宋皇帝赵匡胤对南汉用兵，并于第二年灭了南汉，将岭南地区并入北宋版图，经过"五代十国"时期短暂的小王国的治理之后，岭南重又进入了大中华的版图中。此后，作为风雨飘摇的北宋的"后院"，岭南地区并未受到北方地区战乱的影响，而是借此机会进一步加强与中原地区的文化交流，促进了自身文化和技术的发展。直到南宋末年，元兵南下，陆秀夫和张世杰带着南宋小皇帝在岭南地区颠沛流离，最后在崖山背着时年 8 岁的小皇帝赵昺投水殉国。至此，文人治国，处处受制的宋朝退出了历史舞台。而在这段战乱的年代，大批的内地民众南迁避乱，形成了大规模的人口迁移，也带来了大量的先进技术。

在历史上，虽然宋代看似处处受制，不管是辽国（契丹）、女真（金朝）还是后来的蒙古，都能在宋代分一杯羹，而事实上却是中国历史上少有的政治清明，经济发达的时期。赵宋一代，没有严重的宦官乱政和地方割据，兵变、民乱次数与规模在中国历史上也相对较少。在文化领域儒家复兴，《四库全书》总编撰纪晓岚在其序中写道"儒之门户分于宋"，在社会上尊师重道之风兴起，科技发展亦突飞猛进。著名史学家陈寅恪言："华夏民族之文化，历数千载之演进，造极于赵宋之世。"

在这样一个突飞猛进的时代，岭南地区经过晋唐时期的大量人口带着科学技术的涌入以及唐代社会经济发展的铺垫，宋元时期的岭南医学出现了又一个新的高潮，并在全国产生了一定的影响，出现了在中医历史上有影响的中医著作和著名的医家。

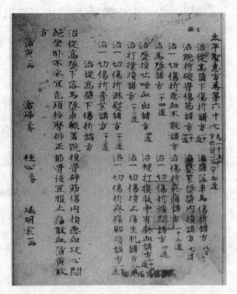

《太平圣惠方》是岭南医家陈昭遇参与编撰的一部大型方书。

宋元时期，岭南出现了在全国有影响的医著，陈昭遇《太平圣惠方》一百卷，刘昉《幼幼新书》四十卷，释继洪《岭南卫生方》三卷，现均见存。在明清以前，岭南的医家大部分都是流寓占籍，不管是主动还是被动来到岭南，都为岭南医学的发展做出了重要贡献。然而，陈昭遇、刘昉这两位在全国有影响的岭南医家却都是在外为官，为岭南医学的思想在中原地区的传播也有重要的贡献。

陈昭遇，南海人，出身名医世家，世代行医。宋开宝初年（968年），陈昭遇来到京师，因为"治疾无不效者"而被推荐到翰林医官院，授翰林医官，于是在汴京安家。他起初任温水主簿，后升光禄寺丞，皇帝赐以金带、紫袍。

开宝六年（973年），陈昭遇等9人奉宋太祖赵匡胤之命修订本草，定名为《开宝新详定本草》，宋太祖亲自写序，国子监刊行。该书共载药983种，其中新增加的有133种，第二年（开宝七年），太祖复诏马志等重新修订，定名为《开宝重订本草》，全书共20卷，分玉石、草、本、虫鱼等九类。值得一提的是，该书虽为中央颁布的全国性著作，但是在其新增的药物中，却约有1/4为岭南所产或从广州进口的。不知道这其中作为岭南人的陈昭遇有没有起到重要的作用。

宋代的皇帝大部分重文轻武，不少都爱好医学，不仅宋太祖赵匡胤喜欢收集本草及方剂，他的弟弟宋太宗赵匡义也喜欢收集医方，而且规模不小。太平兴国三年（978年），宋太宗诏翰林医官院各医家献家传经验方万余首，连同太宗亲收千余首，命王怀隐、陈昭遇等人开始编纂，淳化三年（992年）书成。是书分

1 670门，载方16 800多首，内容包括脉法、处方用药、五脏病症、内、外、骨伤、金创、胎产、妇、儿、丹药、食治、补益、针灸等，反映北宋以前医学水平，具有相当临床参考价值。

《太平圣惠方》中对岭南土地之卑湿、气候之炎热及湿气之易于伤人等已有论述，指出："夫岭南土地卑湿，气候不同，夏则炎毒郁蒸，冬则温暖无雪，风湿之气易于伤人。""或至岭外，久在高原，不经湿气，未伏水土。"其提出岭南独特的气候环境与感邪发病的特点。另外还记载了不少岭南的偏方验方，陈昭遇作为富有临床经验的岭南医家，这些方剂应该是与陈昭遇的献方不无关系的，也使岭南医学逐渐走向世界。

宋代还有两位与岭南医学息息相关的著名人物，他们的作品流传千古，而他们自身却非作为医者而留名，他们便是宋代著名的官员——宋慈和刘昉。

宋慈，福建人，广义上也在五岭之南，而且，其父及其本人均在广东为官，且病死在广东任上，也算是流寓的岭南医家。宋慈在任广东提点刑狱洗雪冤情时，留下了世界上第一部系统的法医学著作，流芳后世。

刘昉，广东海阳（今潮州）人，官封龙图阁学士，故人称"刘龙图"。刘昉出身书香世家，其父为"潮州八贤"之一，"于经史百家，以至天文、地理、医卜诸书，莫不该贯"（《粤大记》），并将其收集的医方整理，刊行《刘氏家传方》，该书已失传，但其大部分内容，均收录于刘昉所编著的《幼幼新书》中。《幼幼新书》是宋代以前儿科方书的集大成者，图文并茂，各科诊治齐备，是中医儿科重要的文献资料。

这个时期的另一位著名医家释继洪，是宋元间的懂得医术的僧人。他并不是岭南人，也没有定居在岭南，而是年轻的时候云游四方，来到岭南，将两任广州知府——李谬和张致远所著的《瘴疟论》和《瘴症论》等，再合以自己撰写的《卫生补遗回头瘴说》《治瘴用药七说》《治瘴续说》《附蛇虺螫匿诸方及集验治蛊毒诸方》，汇成一书。

《岭南卫生方》为释继洪南游岭表时刊刻。但元本（海北廉坊刊本）已经失传，今《岭南卫生方》版本，为日本天保十三年（1842年）平安学古馆版，善本书，三卷，三册，藏北京中医研究院图书馆，1983 年中医古籍出版社将其影印成一册出版。是书首有南洋悌谦晋造氏（日本人）天保十二年（1841 年）为校刻《岭南卫生方》序言一篇，为行书手迹，字体不易辨认。复载有明代广东官员写的序言两篇，明万历四年（1576 年）广东布政司右布政使安成颖泉邹善原序曰："比至岭南，见外方至者，病不虚日，虽居民亦鲜有不病者。因思岭以外号炎方，又濒海，气常燠而地多湿，与中州异。气燠故阳常泄，而患不降；地湿故阳常盛，而患不升。业医者，苟不察粤地山川窍发之异，有以夺阴阳运历之变，而徒治以中州常法，鲜有不失者。"明正德八年（1513 年）广东承宣布政使古田罗荣原序曰："《岭南卫生方》，前元海北廉坊所刻，景泰间（1450—1456 年）重锓于省署。惟其言为岭南，则又一方书也。"

《岭南卫生方》上卷中卷首页题：宋代大梁李璆、延平张致远原辑。元代汝州释继洪纂修。李璆，字西美，汴人，政和进士，出知房州，曾著《瘴论》二卷。张致远，字子猷，南剑州沙县人，宣和三年（1121 年）进士，绍兴八年（1138 年）出知广州，《宋史》俱有传。释继洪把李谬的《瘴疟论》、张致远的《瘴症论》、王棐的《指迷方瘴疟论》、汪南容《治冷热瘴疟脉证方论》、章杰的《岭表十说》，再合以自己撰写的《卫生补遗回头瘴说》《治瘴用药七说》《治瘴续说》《附蛇虺螫匿诸方及集验治蛊毒诸方》等汇成一书。

《岭南卫生方》的下卷为明以后人所增附，收入娄安道的《八证标娄》及《东垣药性赋》，书末附日本人山田简志《募原偶记》等。日本人悌谦晋造氏指出：自唐代以来，岭南方书已计六种，除《岭南卫生方》外，而无一部见存于本邦，赖有是书矣，可不宝重？可见，《岭南卫生方》不但是研究岭南地区宋元以前流行传染病的重要文献，而且在国外也受到日本学者的重视。

明清儒生多习医

在封建社会，"书中自有黄金屋，书中自有颜如玉"，所以，"万般皆下品，唯有读书高"。不过，在宋元以前，岭南的读书人不多，读书而又习医的人就更少了，整个岭南医学的发展相对于中原来说是落后很多的。有文献记载，明清之前的医家共计23人，医著43种，而真正在全国有影响的更是寥寥无几。

岭南的著名医家中，晋唐时期的医家大部分是南岭以北地方的人迁徙而来，且很多都是方外之人。葛洪是炼丹的，支法存、仰道人和释继洪都是懂得医术的僧人。方士、僧人大部分都是四海为家，云游四方，这也为他们将学到的中原地区的先进医药技术传播到岭南创造了条件。到了宋代，随着社会文化和经济的发展，岭南渐渐有了读书人出身的著名医家，陈昭遇是翰林医

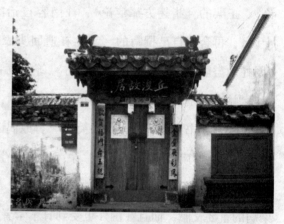

丘濬故里，位于海南省琼山县（今海口市琼山区）金花村。岭南名医丘濬就是在这里成长求学，为他后来既为良相又为良医打下基础。

官，刘昉是进士出身，官至龙图阁学士。这个时候，读书人开始占据岭南医学舞台的正中央。到了明清时期，岭南地区出现了前所未有的经济繁荣，岭南的医学

也进入一个新的高潮，出现了大批儒而通医的医家。据吴粤昌《岭南医徵略》统计，明代的岭南医家共有丘濬、熊宗立、盛端明、丘敦等40人，还有4位入粤医家曾道唯、冯可、王纶、张景岳，共计44人。而其中有医学资料记述或者有医学著作存世的，仅盛端明、熊宗立、丘濬、张继科、梁有誉、王纶6人。相对于井喷式的明代中医学的发展，岭南，确实仍属偏远。

丘濬（约1418—1495），字仲深，号琼山，琼州（今海南省海口市琼山区）人，是我国明代中叶的理学名臣、15世纪的杰出学者，他同海瑞被称"海南双璧"，是海南老少皆晓的著名历史人物。丘濬世家泉州，出身于医学世家，其先祖为福建晋江医科训导，后迁至海南落籍琼山，其祖父丘普为琼州临高县的地方医学训科，是位良医。景泰五年（1454年），丘濬中进士第，入朝为官，官历掌誉尚书，文渊阁大学士，后在海南办琼山县学（琼山书院），藏书甚富，名曰"石室"，以供读书人学习，时至今日，琼台书院依然是海南地区著名的"文脉"。他学富五车，被誉为岭南"文臣之宗"。明弘治八年（1495年），丘濬病逝于北京，谥号文庄。

丘濬自幼饱读诗书，聪明过人，童年时就有诗名。明末清初大诗人钱谦益编《列朝诗集》，曾选入丘濬的诗，并在小传中说，丘濬"七八岁能诗，敏捷惊人……生平作诗几万首，口占信笔，不经持择，亦多"。同朝人何乔新把他和唐代的张九龄、宋代的余靖及崔如并称为"岭南四杰"。在文学方面，著有《大学衍义补》《琼台会集》《家礼仪节》等，且由于其家学渊源，丘濬是儒而通医，为岭南著名医家，成为"既为良相，又为良医"的典型。

丘濬为医学世家，其祖父丘普为临高医官，其兄丘源更是继承祖辈衣钵，乃是当地大医。丘濬本身也是著名医家，著作有《本草格式》《重刊明堂经络前图》《重刊明堂经络后图》《群书抄方》等。其医术传长子丘敦，季子丘京。丘敦，字一成，品励学酷，嗜《素问》，著《医史》，对运气学说与三因学说的解释有独到之处。丘京也是海南名医，琼州大疫时，施送良剂，救治甚众，延续着丘濬济世救人的理想。

明代另一位儒而通医的著名医学家是熊宗立。熊宗立（约1415—1487），一名均，字道轩，自号勿听子，建阳（今福建建阳市）人，十岁在刘仁斋门下学习，天资颖敏，书无不读，读无不通，学有师承。因为他自幼多病，所以特别喜欢读医书，所谓久病成医，竟也渐渐识得医术，于是师从刘剡学医，推崇五运六气之说，对古人医学源流及所著方书进行汇编，著述颇丰，医名远播海外，日本医生真长兰轩曾跟随其学医。

熊宗立一生笔耕不辍，著作等身，有12部书，共80卷，其代表作有《名方类证医书大全》24卷。该书署名"鳌峰熊宗立道轩编集"，据考证，鳌峰，又名鳌山，在广东省龙川县，宋时建有鳌峰书院。这本书应该是熊宗立在鳌峰书院讲学时所著。广东《潮州府志·艺文志》将熊宗立另一著作《集医便宜》收入，可以证明，熊宗立曾到龙川鳌峰书院及潮州等地讲学行医，为乡人口碑载道，故能收入地方志。

对于入粤的医家中，最有名的便是《明医杂著》的王纶和《景岳全书》的张景岳了。

王纶，字汝言，明代官吏，浙江慈溪人，明成化二十年（1484年）进士，除工部都水主事，改礼部仪制，转主客员外郎。又历迁广东参政，湖广右布政，广西左布政等职，流寓岭南。王纶是一代儒医的典范，著有《明医杂著》，现仍存世。王纶医学著作对明清医家的影响颇大，同代医家薛己对其人其书极为推崇，称其为"良相良医，兼体之矣"。王纶为官多年，虽然轮值多处，但是在岭南地区时间最长。《明医杂著》自序末尾署名"弘治十五年，岁次壬戌，夏五月既望，赐进士出身亚中大夫广东布政司左参政慈溪王纶汝言书"，可见此书成于其广东任内。

随着岭南地区经济文化的发展，越来越多的儒生习医而成为著名的医学家，所谓"是为大儒乃大医"。古代儒生博览群书，对医学类书籍的涉猎使他们具备更多的医学知识，也使医学借助这些学者有了进一步发展，迎来了岭南医学发展的一个全盛时期，包括了药学及内科、妇科、儿科甚至于中西医汇通的全面发展。

清代医家辈出时

明代的岭南儒家兴起了讲学之风，且百家争鸣，有白沙、甘泉、弼唐等流派，岭南学风，欣欣向荣，对于岭南医学的发展也奠定了良好的基础。到了清代初期，文字狱兴起，文人学者个个都谨言慎行，讲学也转移至官府书院，但仍有前明遗风。尤其是几位清代大儒李调元、惠士奇、钱大昕等到广东任职督学，更使岭南学风为之一新。大批儒者接触医学领域，被惠士奇誉为"南海明珠"的岭南医家何梦瑶便是其在广东督学时发现的可造之才，并将其收为学生。

而对于清代岭南医学影响较大的，应该算是明末的著名医家，有"医门之柱石"之称的张介宾。

张介宾，字景岳，是明代著名的医家，温补学派的代表人物。祖籍四川绵竹，定居绍兴，曾游历北方，师从名医金英学医，并曾投笔从戎，回乡后便潜心医学，临床诊治，著书立说，其最著名的著作便是《类经》《类经图翼》《类经附翼》以及晚年总结前人及毕生临床经验所得的《景岳全书》共六十四卷，计百万言。

终其一生，没有找到其曾长期居于岭南的文献证据，但是吴粤昌先生《岭南医徵略》却将其收录。其于张景岳条下云："清康熙五十二年（1713 年），查廷璋于广州刊《景岳全书》本，则对粤省医学之影响甚大，有此关系故收录之。"吴老先生认为《景岳全书》对粤省医学影响甚大，所见极是。据考，《景岳全书》是明代著名医家张景岳晚年著作，成书后张景岳去世，原稿于清康熙三十九年（1700

年）庚辰由其外孙林日蔚带到广州，经广东布政使鲁超（号谦庵）主持刊刻于世，这是《景岳全书》的始刊本，或称"鲁本"。十年后，即康熙四十九年（1710年）两广转运使贾棠青南因其流传不广，乃重加翻刻，这就是贾棠本，简称"贾本"。又越三载，康熙五十二年（1713年）癸巳，查礼南再次在广东锓版摹发，简称"查本"。从此，《景岳全书》得以大行于世。新中国成立后，1956年上海卫生出版社即据查本系统岳崎楼本影印出版，1983年广东科技出版社出版《妇人规》，乃罗元恺教授据《景岳全书·妇人规》岳崎楼本点注。

《景岳全书》清代三次在广东刊刻，其产生的影响是不可低估的。查现存历代岭南医学书籍，类似《景岳全书》这样综合性大型医学全书，在清代以前未见，有则自《景岳全书》粤省刊行后始。岭南医家也仿照其成书体例，著写了一批综合性医学全书，其中杰出的代表便是刘渊的《医学纂要》、谢完卿的《会经阐义》以及黄岩的《医学精要》。

刘渊，字圣泉，号伏龙山人，籍贯广东惠阳，生当康熙至乾隆年间，属岭南名医，故收入《中医大辞典·医史文献分册》。刘渊年少时曾习武使弓马，后弃去专攻医术，以医名南中三十年，"其所诊治喜用温补峻厉之剂，始或怪而笑之，久未见其失一也"。乾隆丁巳年（1737年），刘渊自惠州抵至羊城，遇广东布政使王恕方伯（方伯，谓一方之长，明清时期用作布政使的习惯称呼。）及徐惠。徐惠为官初至岭南，寒暑之疾一时作焉，病热几殆，精神恍惚，气怯胆惊，众医束手。刘渊亲为诊脉订方，药三服而病已愈，由是名声大震。乾隆四年（1739年），刘渊著《医学纂要》，广东布政使王恕为之鉴定并作序，是书始得刊印发行。《医学纂要》属岭南大部头医著，计三十多万字，现存有两个版本，乾隆四年翰宝楼刊本，6册；同治十二年佛山金玉楼刊本，6册。

谢完卿，名国宝，广东平远县人。谢氏自幼习儒，勤读经史子集，好写文章诗词，雍正四年（1726年）就试潮州，受知于大学士惠公士奇。谢完卿丁卯科试榜首，嗣以廪员恩选入贡，故属儒而通医者。谢氏生平察脉审证，先辨阴阳虚实，洞见脏腑症结，用药百无爽一，良医之名，远溢江闽。学术上以张景岳为宗榜："其寐馈于景岳一书久矣，笔者《会经阐义》，念余卷以景岳为宗榜：搜众说逐节分类而疏解之，有彼此互异者特出真见以折衷之，靡不贯彻《内经》，明若观火，是岐黄之业得景岳而传，景岳之美业得先生而著。"谢完卿推崇景岳学说，乾隆二十五年（1760年）仿景岳书为体例，著《会经阐义》21卷，这也是一大部头岭南医学全书，计40多万字。谢氏亦仿照《景岳全书》方剂的分类法，分为补、积、攻、散、寒、热、固、因八阵，另还附有眼目方、耳病方、面鼻方、口舌方、齿牙方、咽喉方、诸毒方、杂方、妇人方等，共计有方剂1 541方，亦可谓岭南刊版之方剂学集大成著述。谢完卿医学传后裔族人谢宝馨、谢林傑、谢海潮、姚万禧等。民国十八年（1929年），谢氏后裔族人合力校刊《会经阐义》，现存有1929年潮安断轮印务局排印本10册。

黄岩，字峻寿，嘉应（今广东省梅县）松堡人，清代岭南医家，《中国医学大辞典·医史文献分册》载。

黄岩平生淡于名利，习儒喜好为诗，撰有《岭南荔枝咏》《花溪文集诗集》。又兼读医学嗜岐黄书，凡《灵枢》《素问》，金元医家著述及《薛己医案》《景岳全书》，无不精研，深得其秘旨，遂以医名于世。嘉庆五年（1800年），黄岩著《医学精要》八卷，嘉庆九年（1804年），黄岩设塾授徒，业医者数人，《医学精要》一书即为其授徒教本。

《医学精要》全书八卷，卷一药物，诊断、脉理。卷二及卷三婴科幼科。引张景岳语："宁医十男子，莫医一妇人；又曰宁医十妇人，莫医一小儿，甚言其难也。"故卷编安排，始小儿，终妇人，使习医者始终知其难。卷四至卷七内科杂病，卷八妇科、痘科。就书中内容篇幅来看，侧重面还在内科。现存有同治六年（1867年）广州登云阁重刊本，9册，20多万字。黄岩还著有《眼科纂要》一书，惜现已不见存，但光绪《嘉应州志》录其名称。

如上所述，《景岳全书》清代三次在广东刊印，对粤省医学发展影响甚大，岭南也出现了《医学纂要》《会经阐义》《医学精要》这样大型综合性医学全书。张景岳属于易水学派或者说是温补学派的医家，他最初崇尚朱丹溪，后转而折服于张元素、李东垣益气补脾诸说，倡"阳非有余，阴常不足"论和肾命学说，所谓"天之大宝，只此一丸红日；人之大宝，只此一息真阳"，反映了他的学术思想。

其临床代表方剂为左右归，他自制左归丸、右归丸以培两肾之元阴元阳；又制左归饮、右归饮，以疗命门之阴衰阳胜及阳衰阴胜者。但景岳学说的盛行，也使岭南出现了滥用温补辛热药物的偏向，由此引起学术上争鸣。由于岭南地区的气候相对湿热，岭南人的体质与中原人群相比，较为脾虚湿盛，过于温燥，终会致虚虚实实之弊。因此，有些医家也对张景岳的学说提出了质疑。其中便有何梦瑶与郭元峰。这两位也是岭南医学史上响当当的人物，尤其是何梦瑶，被称为"粤东医界古今第一圣手"，其医著的代表作《医碥》，针砭时弊，在医学界素有盛名。

何梦瑶在乾隆三年（1738 年）为郭元峰《脉如》写序言曰："予友郭子元峰，本邑名诸生能医，尊刘（元素）朱（丹溪）与余议合……览其所为《脉论》，又尊信刘朱，与近日宗张景岳者明昧有别。吾欲取以为法，因以辞弁其首，曰热药之烈昆冈焚，神焦鬼烂无逃门。"何梦瑶在这里指出，郭元峰所著的《脉如》，与近日宗张景岳者明昧有别。

乾隆十六年（1751 年），何梦瑶著《医碥》，其自序曰"方今《景岳全书》盛行，桂、附之烈，等于昆冈，子作焦头烂额客数矣。人咸谓子非医病，实医医。是书出，其时医之药石欤？'碥'当作'砭'。"何梦瑶这段话说得很清楚，由于《景岳全书》盛行，有的人滥用桂枝附子，我写《医碥》这部书的目的，在于纠正这种偏向。"碥"，也可以当"砭"解释，即针砭时弊的意思。

清代对于中医学来说是个大发展时期，是一个名医辈出的时代，温病学说的成熟发展，带来了中医学的新高潮，对于岭南医学来说，也是一个名医辈出的时代，为岭南医学进一步发展，中西汇通的发展壮大奠定了基础。

中西汇通岭南先

随着社会经济的发展，明代与海外联系渐渐增多，尤其是郑和下西洋之后，中国与海外联系更进一步发展。但是，明代中后期，沿海倭寇猖獗，明代政府为安全，渐渐关闭沿海口岸，闭关锁国。到了清代，为了维持清王朝的统治，更是实行了史上最严的闭关锁国政策。全国只有一个口岸可以对外交流，而广州恰恰是这"一口通关"中的"口"。这一独特的地理优势，使广州、广东乃至整个岭南地区在对外交流上有了更多的政策优势，使得广州成为最早了解西方事物的口岸。随着西方文化的传入，西方医学也随着传教士慢慢渗入民众的生活。先是教会学校，然后是教会医院，再然后是教会医学院，最后便是中国人对西医的接受，中国医生对西医也开始不再排斥，甚至出现了中西汇通的说法。

我国近代医学史上有四位著名中西汇通派医家，他们是唐容川、朱沛文、恽铁樵、张锡纯。其中，朱沛文就是南海佛山人。唐容川是四川人，但也曾到过广东，于1892年著《中西汇通医经精义》，正式提出"中西汇通"口号。广东濒海事事得风气之先，早在唐朱恽张四人之前，岭南就有人开始进行中西汇通方面的尝试，如新会陈定泰、陈珍阁；另外还有一批力图改革清廷医疗卫生行政管理的代表人物，如中山郑观应，花县（现广州市花都区）黄炽华等，均有著作影响于世。

郑观应（1842—1922），字正翔，号陶斋，别号杞忧生，香山（今广东中山）

人，近代著名政论家兼医生。郑氏幼读书，知大义，有奇志，尚气节。庚申之变，目击时艰，遂弃举业，学西人语言文字，游历四方二十年，足迹遍天下。光绪十八年（1892年）春天，他在广州三居易山房撰写了《盛世危言》一书，这是中国近代史上很有名的一本论著，据李锐《毛泽东同志初期的革命活动》说，毛主席在少年时就很喜欢读郑观应《盛世危言》。

《盛世危言》全书五卷，卷二有论医道一节，郑氏对中西医学的评价是："窃谓中西医学，各有短长，中医失于虚，西医泥于实；中医程其效，西医贵其功。"郑氏强调行医者须入院校学习并持有准照，借以医为食草菅人命者必重惩不贷。他说："谓宜考诸《周书》，参以西法，自太医院始，一律详加考核。内证主以中法，外证参以西医。各省、各府、各州、县、镇、市之间，令殷户集资建立医院，考选名医，充当院长。肄业诸生须由院中主教考其文理通顺者，方准入院学习。悉心教授，无玩无欺。先将《灵枢》《素问》《内经》《难经》熟读，博览仲景、思邈及唐宋四家之成法，参以西国之图器剖割之奇方，精益求精，不分中外，学习数载。考验有成，酌予虚衔，给予执照，方能出而济世；其无照而私自悬壶，草菅人命者，重惩不贷。"不但医师如此，其他各科官员亦必须各擅所长，名副其实，为文官者必出自仕学院，为武官者必出自武学堂。学校者，造就人才之地也，治天下之大本也。郑观应上述思想，有其进步意义，值得今天借鉴。郑观应另还有两部医学著述：《中外卫生要旨》，光绪二十一年（1895年）刊印，5册，其内容即选辑中外关于卫生的论述，体现了这一时期改良主义思潮在医药卫生方面的影响；《备急验方》，光绪十五年（1889年）刻印，2册，是郑氏回家乡中山养病时，从家藏医书中选辑出来的简捷良方，并经广东名医陈亮衡等五人鉴定写成。

黄炽华，字砺山，花县（现花都区）人，贡生出身，自少嗜好读医书，光绪二十四年（1898年）赴京都廷试，是年戊戌变法，他受到"百日维新"思潮影响，回广东后著《医学刍言》一书，宣统元年（1909）刻印，1册。黄氏认为：今时代讲求卫生，医为纂要，谨拟《医学刍言》（刍言，谓草野之言论）十则。此十则乃是，严考成第一，立治案第二，聘通才第三，禁伪药第四，上四则为监督之政令。博学第五，专家第六，通方第七，因人第八，审时第九，酌地第十，上六则为学医者之规程。黄氏的结论是："若果能此道实事求是，则政日以修，即学以进，我国医术可致中兴嗟乎。"

郑观应、黄炽华代表了清末资产阶级改良派的卫生方针，但如何具体地实行中西医学汇通，在理论临床上并无创见，真正在此方面下了功夫的是陈定泰、陈珍阁、朱沛文等，而他们都不同程度地受到河北名医王清任《医林改错》的启迪。

王清任（1768—1831），字勋臣，河北玉田人，初为武庠生，后业医学。应该肯定，这位中原内地名医，对广东沿海中西汇通派影响是很大的。因为《医林改错》不单是一部近似于早期西医学的解剖专著，而且又是非常实用的临床医书。初步统计广东现存《医林改错》共有 9 个版本（计至民国初年），其中有 7 个版本是仿同治七年（1868 年）粤东萃芳楼张润坡重刻本再版。张润坡是顺天人，他于咸丰三年（1853 年）之前来到广东佛山，遇到一个患儿，医生误开风药给他吃，弄成四肢抽搐，口眼喝斜，命垂旦夕，有人选用一方，结果一剂稍愈，病情霍然。又有一人，患半身不遂病，已经十多年，有人选用一方，结果行走如故。张润坡很奇怪，再四访求，始知二方皆出自《医林改错》一书，遍求得之，历试多验，是为重刊《医林改错》之缘起。由此可见，近代名医重视《医林改错》，多从临床角度出发，也学习王清任革新精神，如果陈定泰、朱沛文两人只学王清任之解剖，而不从事中医之临床，那他们绝不会成为广东著名中西汇通派医家。可见王氏《医林改错》一书之价值，并不在于解剖学，而主要的是其气血理论在临证中之应用，也可见王清任的《医林改错》对于岭南地区的影响之深。

陈定泰，字弼臣，新会人。自少习医，却苦于无名师指点，治验无多。道光九年（1829 年）因母病访医羊城，遇王昭孚，王昭孚曾得王清任传授脏腑考真十一图，后旅居羊城，义传与陈定泰。陈定泰偕同梁璘山往访广州西洋医生，得其解剖图本，与王清任《医林改错》脏腑考真图互相参照，遂于道光二十四年（1844 年）写成《医谈传真》四卷。综观全书，四分之一篇幅学习推广西医解剖知识，四分之三篇幅着重于中医中药临证运用，这主要是早期西医临床水平不高，解决疑难病症仍需运用传统中医中药。陈定泰还著有《医学总纲》一卷，《风月楼谈医》二卷，《证治辨源》四卷，《医一贯》一卷，《本草亲尝》二卷等。

陈珍阁，陈定泰之孙子，名宝光，亦近代岭南中西汇通医家。他为了弄清"洋人与华人面貌不同或者脏腑亦异"一疑点，于光绪十二年（1886年）远涉南新加坡埠英国皇家大医院考察三年，然后知华夷脏腑同一式。皇家医院内又有放大镜（显微镜），洞察人体内脏腑器官，即使微细如头发者亦可影大如竹管，了了可辨，故陈珍阁曰"王清任先生之剖验，能见其大而不能见其小也"。陈珍阁回国后，即于光绪十六年（1890年）将自己亲见亲闻，修汇成《医纲总枢》一帙，全书五卷，现存1892年醉经楼刻本，四册。卷一人体脏腑组织器官生理功用，附解剖图33幅；卷二新订本草大略，详考中药性味；卷三内科杂病，记有中风等35症；卷四内脏腑诸病，仿照西法人体各系统论述之；卷五妇、儿、眼科，附祖传秘方，治疗技术。陈珍阁结论是："学医之法，当先识脏腑，次考药性，然则辨证。"将人体解剖学放在学医之首位，这是近代岭南中西汇通派医家特点之一。

陈氏家族学术渊源关系如下：

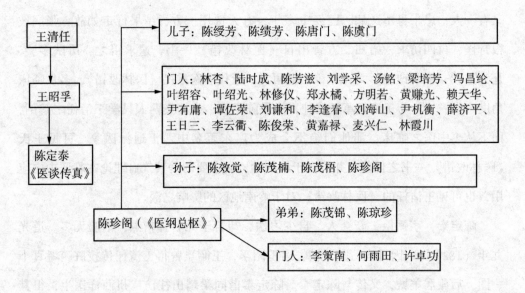

朱沛文，字少廉，一字绍溪，南海佛山人。我国近代史上著名中西汇通派医家。有关朱氏生平传记，《南海县志》《佛山忠义乡志》《广州府志》《广东通志》等都没有记载。对于其生平，只能从他的著作《华洋脏象约纂》的序言中知道，朱氏出身医学世家，父子兄弟均以医名，自己临证二十年，尝读华洋医书，并往西医院亲验真形脏腑，后又拜督学使者汪柳门，徐花农等人为师。光绪十三年

（1887年）朱沛文前往广州九耀石（现广州西湖路南方戏院内，九耀石为省重点保护文物）参加科举考试，撰写医论二卷。该次考试，录取广属文童经古者24人，医学者二，沛文为其一。光绪十九（1893年），朱沛文写成《华洋脏象约纂》；另一版本名《中西脏腑图象合纂》三卷，卷首一卷，1893年佛山刻印四册。是书卷首，录朱氏医学论文14篇；上、中、下三卷共绘人体解剖图123幅，并且实事求是地辨证王清任《医林改错》误认血管为气管的记载。朱氏认为，中西汇通应以临床验证为准则，两个不同的学术体系，固有可通之处，不通的地方亦不必强通，可存疑互异。他对中西医学的评价是，中医"精于穷理，而拙于格物"，但是"信理太过，而或涉于虚"；西医"长于格物，而短于穷理"，但是"逐物太过，而或流于固"。因此，他指出中医与西医："各有是非，不能偏主，有宜从华者，有宜从洋者。"这些说法，在当时来讲都是较为中肯也是比较理性的。

民国以降，广东中西汇通派医家不断增多，其中较有影响的是南海谭次仲、郁南张二仲、番禺黄省三等。张二仲，号礌访，名熊飞，郁南人。少司科举业，廪生出身，毕业于两广师范，后肆力于中西医学之研究，宣统二年（1910年）创办郁南育元医学研究所，为中医学术之发展效一度之绵力。民国初年在广州西关行医，住宅号"南阳医家"。民国十三年（1924年）刊印《中医改进刍论》一册，全书由十八篇论文组成，阐述了自己的学术主张。据自序云，另还著有《药性新发明》《证方新发明》《脉学新发明》《仲景全书新编注》《内经新编注》等，但未见刊行于世。

中西汇通是我国医学史界一直有争议的问题。我们认为：它最初是在西学东渐的影响下，其后又在民族虚无主义思潮压迫下，中医学界少数有识之士，试图用西医学知识沟通中医学以求自存的一种尝试。这在当时历史条件下有一定进步意义。但是，中西汇通只有中医单方面去进行，没有西医的参加，没有掌握近代自然科学知识，没有历史唯物主义、辩证唯物主义正确思想方法，更得不到政府卫生行政部门的支持，因此，这一尝试并没有取得什么突破性成果；相反，个别本来很有名望的中医，却走上"废医存药"的道路，对中医的理论体系丧失信心，大量以西医理论为头身，中药处方为手脚的书籍出现，所谓"中医若存无天理，中药若亡无地理"的说法就是突出的代表。中西汇通在我国近代医学史上并不占居主导地位，广大中医主要还是依靠《黄帝内经》以来建立的中医理论体系作指导取得成就，并使中医能够屹立于医学之林中。

岭南医学大发展

岭南偏居中国一隅，在很长的一段时间内，落后于中原地区，逶迤的南岭阻隔了战争也隔断了先进的技术。然而，北方遭遇天灾人祸时人们逐渐南迁，随着人口的逐渐迁入以及社会经济文化的发展，宋元以降，岭南地区的对外交流逐渐增多，在我国的历史舞台上，开始出现了岭南的身影。岭南的历代演变从下面的表格中可见一斑。

时代	本省名称	户口数目	根据
春秋、战国以前	扬州、荆州、百粤（越）之地		《尚书·禹贡》《尔雅·释地》《吕氏春秋·有始览》
秦	南海郡、象郡		《史记·南越列传》
汉	南海郡、合浦郡、苍梧郡	南海郡户一万九千六百一十三。人口九万四千二百五十三	《前汉书·地理志下》
晋	广州、交州	广州户四万三千一百四十	《晋书·地理志下》
唐	岭南道	属下广州南海郡，户四万二千二百三十五，口二十二万一千五百	《新唐书·地理志》
宋	广南东路	户五十一万三千七百一十一，口七十八万四千七百七十四	《宋史·地理志六》

续表

时代	本省名称	户口数目	根据
元	江西等处行中书省、湖广等处行中书省	江西属下广州路，户一十七万二百一十六，口一百〇二万一千二百九十六	《元史·地理志》
明	广东承宣布政使司	户五十三万七百一十二，口五百〇四万六百五十	《明史·地理志》
清	广东省	户五百〇四万一千七百八十，口二千八百〇一万五千六百四	《清史稿·地理志》
民国	广东省	三千一百四十三万二千二百人	民国十二年统计数字

从上表户口数目一栏我们可以看出，晋代户43 140，较之汉代户19 613增长一倍多；宋代人口784 774，较之唐代人口221 500增长两倍多。说明在明清以前，岭南有两次较大的开拓，一次在晋，一次在宋，它们与朝廷的南渡有很大关系。中原人民为避战乱，或为生计不断地南移岭表，与当地人民杂居，传闻广东近代之富大家族，多是宋末时随驾（宋帝赵昺）逾岭而来或随文天祥经赣闽潮汕而来，故岭南人民在血统上很早接上中原的系谱，广东的发展是与中原汉族人民的辛勤劳动分不开的。到了明清两代，广东社会人口户籍数更是较前大增，随着广东的发展，明清两代的中央集权政府也开始加强了对这一区域的控制。明初广东建立沿海卫所，戍边屯田，亦兵亦民，卫所军队成了地方建设的重要力量。

到了明清两代，僻处南服的广东由于其南临南海，沿海诸多优良港口的特殊的地理位置，在闭关锁国的当时，是我国为数不多的重要的海上贸易港。乾隆年间，清廷一道圣旨使之成为了全国唯一海上对外贸易口岸，史称"一口通关"。

凭借着独特的地理位置和政策优势，广州逐步形成工商业都市，孕育着资本主义萌芽，开始大规模通海。当时流传有歌谣："洋船争出是官商，十字门开向二洋，五丝八丝广缎好，银钱堆满十三行。"广州十三行，被称为"帝国洋行"，是清政府指定专营对外贸易的垄断机构，华南地区对外贸易通商中心，当时的珠三角，商贾云集，出现百业竞争、花繁柳茂的情景。

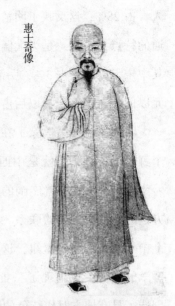

惠士奇像

随着西方工业革命的完成，资本主义国家逐步向全球的殖民地扩张发展，地大物博的中国成了他们推销商品和贩卖鸦片的"首选目标"。但是，闭关锁国的清廷依然自以为是，以"天朝上国"自居，对此"不屑一顾"，于是，大量的黄金白银在沿海各省，尤其是最大通商口岸的广东，源源不断地外流。

江苏惠士奇，曾督学广东，为岭南地区培养了大批学者和医学家。"南海明珠"何梦瑶就是其得意门生。

从道光帝开始，国库的渐虚和西方列强的坚船利炮让皇帝们渐渐清醒，西方列强不是带着贡品来朝觐的"蛮夷之邦"，他们的野心也远不止于简单的商业贸易。于是，广东的政治经济形势引起了朝廷的重视。过去南选入粤的京官顶多只有五品，如今一品大员、封疆大吏都走马灯似的南下广东巡抚，从而使广东的政治地位大为提高。为了接待这些官员，广东与南岭以北地区的道路交通也有了改善。在这种条件下，许多有名的学者、医学家也或主动或被动地来到广东，如江苏惠士奇（康熙进士）、浙江陈澧（道光举人）、奉天徐延祚（在广州著有医书四种）、江苏管镇乾（著名骨伤科医家）等。这批才华横溢的学者、医家，从中原江浙等文化、医学、教育发达地区南下入粤，促进了近代岭南文化事业的建设，使岭南成为人才荟萃的地方，也使明清时代岭南地区出现了不少"儒而通医"的医家。

随着经济的发展，文化教育亦得到相应提高，据近人刘伯骥《广东书院沿革制度》统计，宋代广东书院据地方志可查者只有 27 所，至明代已有 168 所，到了清代猛增至 411 所。书院教育与明清两代广东中医的兴起关系极大，前人有云："读书而不能医者有之，未有不读书而能精医者。"我们曾做过调查，明清两代岭南医家 453 人，其中进士、举人、生员（秀才）出身即所谓"儒而通医"者达 125

人，占28%，这反映了明清两代广东中医素质水平是比较高的，具有文史哲医相通的特点，所谓"是为大儒乃大医"。另据不完全统计，历代岭南医家约953人，其中宋元以前仅占3%，明清以后占97%，历代岭南中医药文献约408部，其中宋元以前占10%，明清以后占90%，可见岭南医学在明清之后的飞速发展。

明清的岭南医学除了在内、外、妇、儿各科进一步发展之外，还出现了另一个鲜明的特点，那就是中西汇通的发展。这和岭南特殊的地理和政治环境有关。岭南濒临南海，有着广阔的海岸线和优良的港湾，广州作为最大的通商口岸和西方世界保持着密切的联系。于是，大量的西洋文化从海外传入，成为我国近代史上中外文化沟通的枢纽，这其中当然包括了医学。因此，广东成为较早接触西洋医学的地区，也出现了一批中西汇通的医家，如邱熺、陈定泰家族，朱沛文等，创造了具有地方时代特色的岭南医学。

随着社会经济文化的发展，岭南医学出现明显分科，并有鲜明特色，药学、内科、外科、妇科、儿科、骨科等都有明显的岭南特色。

岭南医学发展的高潮真正来到了。

历史人物

葛　洪

生平

葛洪（约281—341），字稚川，号抱朴子，人称"葛仙翁"，丹阳句容县（今江苏省句容县）人，是东晋初年著名的道教理论家、炼丹术家、养生学家、医学家，亦有人称其为现代化学合成药物的先驱。葛洪出身江南士族，其曾祖父、祖父均是吴国的大官，家势极为显赫。其父也在晋朝为官，但在他13岁的时候父亲去世，从此家道中落，甚至连纸笔都买不起，要以木划地代笔。"饥寒困瘁，躬执耕穑，承星履草，密勿畴袭……伐薪卖之，以给纸笔，就营田园处，以柴火写书……常乏纸，每所写，反复有字，人尠能读也……"16岁开始读《孝经》《论语》《诗》《易》等儒家经典，尤喜"神仙导养之法"。其从祖父葛玄，吴时学道，人称"葛仙翁"，专炼丹术，秘术传弟子郑隐。葛洪从郑隐处学炼丹术，悉得其法。

西晋末年，战乱纷起，葛洪奉了吴兴太守之命，率兵与石冰率领的农民起义军作战。石冰被打败了，葛洪却没有被论功行赏。葛洪投戈释甲，去了洛阳。到了洛阳又遇上了"八王之乱"，到处都在打仗，回家的路也走不通了。刚好葛洪的朋友嵇含被任命为广州太守，葛洪自告奋勇，为嵇含打前站。谁知，葛洪在广州安排妥当的时候却传来了嵇含在赴任路上被杀的消息，葛洪再次站在人生的十字路口，又一次面临何去何从的问题。这时他听说南海太守鲍靓好方术，于是拜鲍靓为师，兼综练医术，鲍靓器重葛洪才学，将女儿鲍姑许配予其为妻；两人同志同梦，情好有同画眉，日后共为岭南名医。

316年，葛洪回到阔别十余年的江南故乡。这时候晋朝在长江以北的统治已不复存在。司马睿在南京做了东晋的皇帝，他为了笼络江南豪族，以葛洪曾带兵打败石冰的功劳为借口，封葛洪为"关内侯"并给了一个中等的官职。但是，见过了战乱纷争、官场险恶的葛洪对仕途已没有了热情，反而对炼丹修炼热情不减。据《晋书》卷七十二《葛洪传》载，葛洪"闻交趾产丹砂，求为句漏令"，以便就近采料炼丹。后行至广州，为刺史邓岳所留，"乃止罗浮山炼丹"。

葛洪晚年归隐罗浮山养身修道，创立"冲虚古观"，门侧对联曰："典午三清苑，朱明七洞天。"葛洪在此炼丹修炼，制药行医，著《肘后方》和《肘后备急方》。肘后，即随身常备之意。书中所列疾病，有传染病及内、外、妇、儿、五官各科疾病和虫毒伤等，尤其对岭南地区常见多发传染病如恙虫病、疟疾、结核、麻风、天花、狂犬病等的认识与防治，具有一定科学性，反映了晋代以前的医学成就和民间疗法。罗浮山现仍传说有葛洪炼丹采药的遗址，如"稚川丹灶"（清乾隆二十四年广东督学使吴鸿书），原名"葛洪丹灶"，宋代苏东坡题，但年经日久，"丹灶"两字失传，后由仁和吴鸿补书。该灶座由二十四块青麻石砌成八角形，基底按方位雕有八卦图腾，顶有三足鼎。又如"洗药池"，相传为葛洪夫妇当年洗药之处，清代丘逢甲题词曰："仙人洗药池，时闻药香发；洗药仙人去不还，古池冷浸梅花月。"

学术思想

葛洪在此炼丹制药，行医治病，长期隐居民间，接触流传于民间的医药知识和经验，观察岭南地区的一些急性传染病，并著书立说，传于后世。葛洪的著述很多，据《晋书》中的《葛洪传》介绍，葛洪"博闻深洽、江左绝伦；著述篇章，富于班马。又精辩玄赜，析理入微"。各代史书和地方志共记载葛洪的著述有20部，共235卷，包括《肘后备急方》《抱朴子》《金匮药方》《神仙服食方》《服食方》《玉函煎方》等。明代陈嘉谟在《本草蒙筌》中引用了《历代名医像赞》的一首诗概括了葛洪的一生："陷居罗浮，优游养导，世号仙翁，方传肘后。"

虽然葛洪著述很多，但是大部分都已经亡佚了。现存的只有《肘后备急方》和《抱朴子》两部。《肘后备急方》中对于各种急症治疗技术的应用，丰富了我国古代急症学的内容，其中人工呼吸法、洗胃法、导尿法等都是现存最早的记载。书中还有救溺倒水法、腹穿放水法、灌肠法、引流法等仍然是现代急症学中的重要治疗手段。尽管书中对这些方法的描述很多都是不完善的甚至是原始的，但仍可以看出葛洪作为一个医家的智慧。

葛洪对于急性传染病的诊断治疗的学术思想都在《肘后备急方》中有准确而细致的描述，书中记载了天花的症状，称之为"天行斑疮"，并给出了治疗的方药，这是中国传染病防治史上第一次对天花进行的具体描述并给予治疗方案。书中对天花（天行斑疮）症状、结核病（尸注、鬼注）等的记载，都是医学文献中最早的记录。他不仅明确记载了疾病的症状和发病过程，而且还明确无误地指出它们的传染性。所以，称他为"传染病学专家"，一点也不过分。

书中描述的"沙虱"病是现代医学的恙虫病，这种病，是由一种形似小红蜘蛛的恙虫的幼虫（恙螨）作为媒介而传播的一种急性传染病，流行于东南亚一带及我国的台湾省和东南沿海各省。葛洪认为其病原是"山水间多有沙虱，甚细，略不可见"，感染途径是接触感染，"人入水浴，及以水澡浴，此虫在水中著人身，及阴天雨行草中，亦著人，便钻入皮里"。"其诊法：初得之皮上正赤，如小豆黍米粟粒，以手摩赤上，痛如刺。三日之后，令百节强，疼痛寒热，赤上发疮。此虫渐入至骨，则杀人。"到20世纪20年代，国外才逐渐发现了恙虫病的病原是一种比细菌小得多的"立克次体"，并弄清了携带病原的小红蜘蛛的生活史。而他早在1 600年以前，在没有显微镜的情况下，就把它的病原、病状、发病的地点、感染的途径、预后和预防弄得较为清楚，还指出此病见于岭南，与今天临床所见竟无二致，这不能不说是件了不起的事。

书中还记载了一种叫瘈犬咬人引起的病症，葛洪首先详细提出健康狗和疯狗的区别，提醒人们注意避免疯狗啮人，因为"犬啮者难治"。患者非常痛苦，只要受到一点刺激，听到一点声音，就会抽搐痉挛，甚至听到水的响声也会抽风，因此，有人把这种病叫作"恐水病"。他明确提出这个病的潜伏期，是"七日一发，过三七不发则脱也。要过百日，乃为大免耳"。关于治疗方法，葛洪首创应用狂犬的脑敷贴在被咬伤的伤口上以治疗狂犬病，"又方，乃杀所咬犬。取脑傅（敷）之，后不复发（方第八十一）"。狂犬脑中含有抗狂犬病物质，到19世纪法国巴斯德才做了证明。

《肘后备急方》收录的方药大部分行之有效，采药容易，价钱便宜，即使在缺医少药的山村、旅途中也可随时用来救急。所以，受到历代群众的欢迎。从学术角度讲，《肘后备急方》中关于疾病的很多病因病机、诊断治疗的记载都是第一次，所以在我国医学史上占有重要的位置。

葛洪的另一部著作《抱朴子》是一部综合性的著作，分内篇二十卷，外篇五十卷。外篇评的是人间得失，世道好坏等事，其中《钧世》《尚博》《辞义》等篇均是著名的文论著作；内篇是道家的著作，涉及炼丹修炼，神仙方药，鬼怪变化，养生延年，长生不老等，是葛洪作为一个方士留给后人的修炼的记录，其中《金丹》《仙药》《黄白》等部分是总结我国古代炼丹术的名篇。

葛洪在《抱朴子·内篇》中亦记载有用植物治疗疾病的内容。书中所介绍的药，多为山乡易得之物，如黄芩、栀子、葱、姜等。例如治疗疟疾，则取随处可生的青蒿绞汁服用，不仅疗效显著，更为现代药理研究提供了线索。现代研究者在研究青蒿治疗疟疾的初期，是按制药的一般途经制作的，但却没有得到期望的结果。后来，人们从葛洪《肘后备急方》中"青蒿一握，以水二升渍，绞取汁，尽服之"得到启发，低温加工，最后才从青蒿中提取出青蒿素，使之成为一种高效、速效、低毒的抗疟疾新药。青蒿素及从青蒿中提取的其他成分在治疗疟疾上的作用，对现代中药研究产生了重大的影响。2006年冬，为纪念葛洪这位伟大的医药学家，广东省罗浮山风景名胜区管委会、广东新南方青蒿科技有限公司，在当年葛洪炼丹采药之地罗浮山立碑题词：纪念医药大家葛洪。立碑仪式上，大会主持人朗诵葛洪《肘后备急方》"青蒿一握，以水三升渍，绞取汁，尽服之"文。

葛洪还是我国化学药合成的始祖。在《抱朴子·内篇》里，葛洪记述着："丹砂烧之成水银，积变又还成丹砂。"丹砂，又叫朱砂，就是红色的硫化汞，将它加热后，分解出汞（水银）；汞再与硫化合，又生成红色硫化汞。这可能是人类最早用化学合成法制成的药品之一，是炼丹术在化学上的一大成就。葛洪还在实验中发现了多种有医疗价值的化合物或矿物。至今，中医外科普遍使用的"升丹"和"降丹"，正是葛洪在化学实验中得来的药物。葛洪的炼丹术，后来传到了西欧，也成了制药化学发展的基石。

广东的罗浮山是道教传说中的仙山，是"洞天福地"，正是因为有了罗浮山，葛洪才没有去交趾而留在了岭南，在罗浮山上炼丹采药，为岭南人民驱邪治病。至今罗浮山上仍有当年葛洪炼丹采药遗址，如"稚川丹灶""洗药池"等，都是葛洪夫妇当年行医济世的遗迹。

鲍 姑

生平

晋代是岭南医学初步发展的阶段，这一时期岭南地区出现了一位"巾帼不让须眉"的女医家——鲍姑。

鲍姑是葛洪之妻，人称鲍仙姑，是晋代岭南针灸名医。鲍姑，名潜光，擅长艾灸。其活动史迹，据《南海百咏》载：在弥伦寺、菖蒲观、景泰寺均凿有鲍姑井，都是为纪念鲍姑而建，这些古迹，因年代久远已不复存在。今广州市越秀山脚尚存三元宫，此宫原名越岗院，为鲍靓在东晋大兴二年（319年）所建的道观，其后曾多次重建。当年鲍姑曾在此采药行医，以红脚艾灸治赘疣。死后，后人为纪念她修了鲍姑殿、鲍姑亭和鲍姑井，井旁有"虬龙古井"石碑，现存。民国三十五年（1946年）又建藏经阁，竖道家练气功的练功碑一块（1811年刻），《广东省广州市越秀山三元宫历史大略记》碑石一块，刻记：鲍姑"藉井泉及红艾为医方，活人无算"。

关于鲍姑的原籍有三种说法：《云笈七签》记载为陈留人，《太平御览》《番禺县志》等都记载是上党人，《惠州府志》则记载是东海人。鲍姑虽然不是岭南人，但她先从其父在广州生活，后又从其夫在罗浮山炼药治病。其一生基本上都是在岭南度过的，因此也是岭南著名的医家。

鲍姑之父是南海太守鲍靓，是一个兼通医术的道家修炼者，曾拜真人阴长生为师，得炼丹之术。朝廷累次征召，官至黄门侍郎，后要求外放，出任广东南海太守，鲍姑因此随父定居岭南。葛洪来到南海时拜鲍靓为师，跟随其学习医学与炼丹之术。鲍靓对葛洪很是器重，因此把自己的女儿鲍姑许配给他。鲍姑从小生长于仕宦兼道士家庭，深受道教影响，又深得其父医学真传，后从夫行医炼丹。鲍氏医术精湛，擅长灸法，因以当地盛产的红脚艾灸治赘瘤与赘疣而驰名广州，是我国历史上第一位女针灸家。她一生行医采药，足迹遍布南海、番禺、广州、惠阳、博罗等地，至今各地县志、府志均有记载。在封建社会，一个妇女跋山涉水地去采草药为人治病，这是很难得的。所以，鲍姑走过的很多地方的地方志对其记载都已经"神化"了，被称为"鲍仙姑"。鲍姑逝世后葬于她多年采药、行医、生活的罗浮山上，人民修井、建祠、建庙以缅怀鲍姑的业绩，但这些古迹都已经淹没在历史的长河中，只有越秀山下的三元宫的鲍姑祠和虬龙古井由于多次重修而流传下来。三元宫原是鲍姑在越秀山下采摘越秀山特产的红脚艾为人治病的地方，后来人们为了纪念鲍姑，就建了鲍姑祠和她的塑像，并留有楹联两副："妙手回春虬隐山房传医术，就地取材红艾古井出奇方""仙迹在罗浮遗履燕翱传史话，医名播南海越岗井艾永留芳"以纪念这位为岭南医学事业做出巨大贡献的医家。

鲍姑精于灸法，尤以治赘瘤与赘疣最为擅长。她采越秀山脚下产的红艾，制成艾绒条，用火点燃，在赘疣上熏，不久，赘疣便全部脱落。鲍姑用"越岗天然之艾，以灸人身赘疣，一灼即消除无有，历年久而所惠多"（《鲍姑祠记》）。据杨顺益考证：红脚艾即广东刘寄奴，为菊科艾属植物白苞蒿，别名甜菜子，广州地区称为鸭脚艾，潮汕地区则称为真珠花菜。其性味甘、微苦、辛，有理气活血、调经利湿、消肿解毒之功。现在广东省民间仍在广泛应用，并已作为食疗蔬菜栽培，在大街小巷随处可以买到，可见鲍姑艾在民间应用广泛。

岭南有很多关于鲍姑为人治病的神奇传说。传说一天，鲍姑在行医采药回归途中，见一位年轻姑娘在河边照容，边照边淌泪。鲍姑上前一看，见她脸上长了许多黑褐色的赘瘤，十分难看。乡亲们因此都鄙视她，她亦无法找到如意郎君，故而顾影自泣。鲍姑问清缘由，即从药囊中取出红脚艾，搓成艾绒，用火点燃，轻轻地在姑娘脸上熏灼。不久，姑娘脸上的疙瘩全部脱落，看不到一点瘢痕，变成了一个美貌的少女。她千恩万谢，欢喜而去。虽然只是一个传说，但是根据史书上所记载的鲍姑"每赘疣，灸之一炷，当即愈。不独愈病，且兼获美艳"的说法，可见，鲍姑的艾灸应该也有美容的作用。

鲍姑的精湛医术相传了好几个朝代，据《罗浮山志补》记载："鲍姑亦传于黄野人，乃稚川之徒。"黄野人从葛洪学炼丹、行医，又向鲍姑学习灸疗医术，后黄野人擅长炼丹和行医，尤精于治疮瘘之疾。相传唐代的崔炜曾经机缘巧合地学会了鲍姑的灸疗术，《太平广记·崔炜传》记载崔炜得鲍姑之传，用越岗井艾治疗疾病。这说明鲍姑医术流传广泛及疗效卓著。直到明清仍有人不畏艰辛求取鲍姑艾治病救人，此有鼎来初的一首诗为证："越井岗头云作邻，枣花帘子隔嶙峋，乃翁白石空餐尽，夫婿丹砂不疗贫，蹩辟莫酬古酒客，龙钟谁济宿瘤人。我来乞求三年艾，一灼应回万年春。"

鲍姑虽然没有留下著述，但她的灸法临床经验，可能融汇到她丈夫葛洪所著的《肘后备急方》中，该书有大量的灸疗的医方，对灸法的作用、效果、操作方法、注意事项等都有较全面的论述。葛洪专注于炼丹，精力不可能都在行医，尤其对灸疗的实践可能不如专攻灸疗的鲍姑，因此，在撰写《肘后备急方》时，鲍姑丰富的灸疗经验为葛洪提供不少素材。

《肘后备急方》的针灸学成就，特别是在灸法方面的建树颇多。在东晋以前的医学著作，存在着详于针而略于灸的不足，《黄帝内经》《伤寒论》对灸法语焉不详，《难经》没有论及灸法，《针灸甲乙经》对灸法的论述也十分简略。而葛洪的《肘后备急方》则对灸法做了详述，全书 8 卷 73 类疾病中，有 30 多类选用灸方，总共 99 首针灸方，其中有 80 余首是灸法，占有绝对优势，弥补了前人重针轻灸的不足，使针灸医学的内容得到充实和完善。该书首创隔物灸，如隔蒜灸、隔盐灸、隔椒灸等。所用灸法有艾炷灸、药艾灸、隔盐灸、隔蒜灸、隔椒灸、温器灸、艾管灸等多种灸法，特别是灸法在急救医学方面的应用，内容尤为丰富，有灸法救治尸厥、心痛、霍乱、癫狂、卒中急风、卒死、客忤、五尸、蛇咬伤、射工毒虫等急症。该书取穴的特点是精练，在 99 首针灸方中，仅用穴名 34 个，部位 76 处，有少提穴名而详细说明穴位的部位分寸的特点，以方便病家使用。该书还使用一些经外奇穴如脐中四周、腰眼、十宣、中魁、内踝、外踝等穴，为前人所未用。由此可见，《肘后备急方》为灸法的发展做出了较大贡献。著名针灸学者魏稼教授对此有很高评价，他指出："特别是他的妻子鲍姑还以擅用灸法而扬名一时，这些都为提高他的选方质量和写作水平提供了有利条件。鲍姑是我国历史上唯一的著名女灸师……显然，葛洪在学术上取得的光辉业绩，与鲍姑的密切合作也是分不开的。"

甄志亚主编的《中国医学史》对鲍姑的评价甚高，肯定她对针灸学做出的贡献，称其为"医学史上第一女灸家"。

在有着几千年历史的中医学中，灸治起源久远并有相当的地位。孟子曾经说过："七年之病，求三年之艾。"意思是说，患了七年之久的慢性顽固疾病，选用三年的艾就可治好。鲍姑作为我国第一位著名的针灸学家，尤其以擅长艾灸，为中医学灸法的进一步发展做出了重要贡献。

释继洪

生平

在岭南医学史上，著名的医家或是岭南人，或是从外地迁入，流寓占籍，定居岭南。但是就有这么一位医家，他既非岭南人，又非定居岭南，他就是元代著名的医僧——释继洪。

释继洪，号澹寮，金元时期汝州人，是我国古代著名的医学家，出身贫寒，自幼出家，法名继洪。他天资聪颖又勤奋好学，因有名师指导，于金天兴二年（1233 年）25 岁时便精通"五明"，被授予"师"的称号，获准单独出外从事佛教与医疗活动。他足杖芒鞋，云游四方，足迹遍及大江南北，也来到了南蛮之地的岭南地区。

岭南地区有山岭阻隔，交通不便，阻碍了与相对发达地区的交流，在医学发展方面也相对落后。继洪云游期间，遇岭南瘴疟盛行，虫蛊危害，且严重缺医少药。释继洪在其所著的《岭南卫生方》中记述："岭之南，不惟烟雾蒸湿，亦多毒蛇猛兽。前贤有诗云：'雾锁琼崖路，烟笼柳象州，巴蛇成队走，山象着群游。'可见当时地理环境、气候恶劣，释继洪感叹：'盖岭外良医甚鲜，凡号为医术者，率皆浅陋。又郡县荒僻，尤乏药材，会府大邦，间有医药，且非高价不售。'"寥寥数语，即把宋元时期岭南地区缺医少药的人文氛围点缀出。再加上当时无良庸医及药商把持药材市场，导致药价奇高，使当地百姓对医药敬而远之，导致当地民众对医药的态度是"南人凡病皆谓之瘴，率不服药，惟事祭鬼"，由此可看出当时岭南地区人们信巫不信医，对疾病的认识也不全，以致"凡病皆谓之瘴"。于是他便在宗教活动之余义务为群众治病防病。《岭南卫生方》中治瘴续曰："继洪南游既久，愈知瘴疾不易用药。"记述咳逆加淡竹叶，并注明："此草惟广州白云后洞及惠州罗浮有之。"可见释继洪到过广州白云山及惠州罗浮采药。由于他医术精湛，而且以朴素的唯物主义作为指导，根据人、地、病、时等不同条件而精心诊断，审慎用药，所以能起死回生，疗效如神，深受岭南及浙赣人民的爱戴。可见，释继洪并没有定居岭南，而是云游时经过岭南，为岭南百姓治病，深感瘴疟病人之苦。

继洪一边为百姓治病，一边整理其他名医有关瘴疟的专著，如李谬的《瘴疟论》、张致远的《瘴症论》、汪南容的《治冷热瘴疟脉证方论》、章杰的《岭表十说》等，一边进行研究探索，学习了大量的学术理论和临床经验。为了让后人更好地了解瘴疟的病因病机以及治疗方案，继洪把丰富的临床经验认真总结研究并著书传世。他将自己先后所著《卫生补遗回头瘴说》《指要方续论》《治瘴续说》《治瘴用药七说》等书，以及历代名医关于瘴疟的专著编辑成《岭南卫生方》，极大地丰富了南方医学宝库。晚年，他又将自己的经验与心得体会综合写成《澹寮集验秘方》。两书出版后，备受国内外医学界的重视。15 世纪，朝鲜著名医学家金礼蒙编纂巨著《医学类聚》时，引用《澹寮集验秘方》中百余条。《岭南卫生方》在元、明两代曾 4 次刊印，日本也有多种刻本。

著作

《岭南卫生方》是宋元时期研究岭南地区流行性疾病——瘴疟的专著，也是岭南地区现存最完整的古代方书，是研究宋元以前岭南地区流行性疾病瘴疟的重要文献。根据释继洪的另一部著作《澹寮集验秘方》自序谓："早岁南游，辄刊瘴疟诸方于岭表，或谓可以济人缓急，兹复以生平所取杂方，编次门类，叙以鄙见，质之同志。"可知《岭南卫生方》是继洪早年云游岭南时所刊刻的。从《岭南卫生方》刊刻开始，该书就一直是岭南治疗瘴疟的经典，正如书中明万历四年（1576年）广东布政司右布政使安成颖泉邹善原序："比至岭南，见外方至者，病不虚日，虽居民亦鲜有不病者。因思岭以外号炎方，又濒海，气常燠而地多湿，与中州异。气燠故阳常泄，而患不降；地湿故阴常盛，而患不升。业医者，苟不察粤地山川窍发之异……有以常泄之阳而重汗，则元气不固；以其常盛之阴而轻利之则其气愈陷，是医药之害，与山川之害，交为吾人病也。每思有以济之而未得其术。一日获《岭南卫生方》读之，曰此仁人之用心也。至其处方投剂，在临证审之。然其论瘴病始末，诚有以握其要领矣。因手校之。"也就是说，岭南地区特殊的地理气候环境导致其有着特殊的疾病谱，而一直没有找到准确有效的治疗方法，甚是苦恼。终于在获得《岭南卫生方》之后，明白瘴病规律，掌握治病要领。

《岭南卫生方》首先对"瘴"进行了定义，包括了广义之瘴和狭义之瘴。狭义之瘴是指邪在半表半里的寒热往来，加上发作节律定时，应该是指现代的疟疾。广义之瘴包括了上热下寒或外热内寒的、恶寒或发热的一类岭南外感热病，以及在岭南的丛林中容易出现的中毒、痢疾、温病、沙虱热等一些流行性、传染性的寒热疾病。

关于瘴疟的病因，继洪认识到地理气候环境等因素对疾病的影响，除了岭南地区缺医少药，人们信巫不信医之外，岭南的地理环境对疾病也有影响，"岭南既号炎方，而又濒海，地卑而土薄。炎方土薄，故阳燠之气常泄；濒海地卑，故阴湿之气常盛"。直接影响到人的身体，天热多汗导致耗伤阳气，人们的生活习惯如过食生冷、喜食槟榔等物均导致正气亏损易感邪致瘴等。

从"天人合一"以及"三因制宜"的传统中医学术思想出发，《岭南卫生方》治疗瘴疟也结合岭南地区的环境及其他天、地、人的因素。由于瘴疟患者大多有发热恶寒的表现，因此，书中特别强调对寒热的辨证，根据热的轻重和脉象将瘴疟分为冷瘴和热瘴，并重视脉证结合，认为"脉与证不可偏废，用药须凭脉，且若病人外证是阳候，脉见阴脉，不可用阴药；外证见阴候，脉见阳脉，不可用阳药。若凭外证用药，十失五六，凭脉用药，病人信向，万不失一"。

在瘴疟的治疗原则上，不拘泥于医书和古法，结合地方水土气候、具体病症，辨证论治，重视祛邪不伤正，在治疗上以清上温下、除痰截疟、行气健脾为主，大部分使用芳香化湿、调理脾胃的药物。根据岭南人的腠理不密、阳气不固、上盛下虚等体质特点，反对使用汗法、过用清法及滥用下法等；用药主张多用温热药物或者寒温并用，而少用寒凉药物，防止寒凉伤阳、使下元更虚，加重内寒，即使对于一派热象的热瘴也是"凉药多不可用，热药须得法用之"，采用热药凉服的方法将附子汤冷服以治疗热瘴。书中治疗瘴疟的 60 多首方中，大部分使用温热的姜、陈皮、法半夏等，其中有超过 10 首方使用人参、附子、厚朴、草果等温性药物，而以寒凉药物为主的方剂不超过 10 首，可见，在治疗上仍重视对自身阳气的固护以及祛邪不伤正的原则。

在治疟的具体药物上，《岭南卫生方》充分肯定了常山的治疗作用。常山作为治疟药物古已有之，在《金匮要略》的治疟三方中就有一方用到蜀膝，也就是常山苗，此后常山用于治疟得到进一步发展并广泛运用，在《肘后备急方》《千金方》《外台秘要》中均有详细记载，大量运用于临床，对常山治疟积累了丰富的经验。但是宋代以后由于惧其致吐的作用，基本上不再运用于临床。继洪认为："常山乃瘴疟要药"，李待制云"欲去根本，非常山不可，此说最当。今人不问当服不当服，悉以伤气为词，疑而不用"，充分肯定了常山的治疟作用。

《岭南卫生方》还多次强调，感邪染瘴与日常生活的不良习惯所造成的正气不足有关。根据中医"治未病"的思想，日常的生活应该积极保养，并多服调理脾胃，固护正气的药物。对于瘴病的"瘥后防复"也要积极对待。书中提出要清淡饮食、注意保暖、节欲保精等，这些在现代仍有积极意义。

该书根据岭南的地理环境、气候特点以及其对人体质的影响，阐述岭南瘴病的病因病机、临床表现，并因地制宜地提出温中固下、芳香化湿、和解正气的瘴疟辨治方法，其学术思想充分体现了岭南医学的创新性、地域性和实用性，为岭南医学的研究提供了理论基础。

刘昉

生平

自从韩愈被贬潮州，在潮州置办乡校，开启潮州兴学育才之风之后，潮州不再是蛮夷之地，而是人才辈出，一代岭南儿科鼻祖刘昉就出生于这人杰地灵的潮州。

刘昉，赐名旦，字方明，宋代海阳县（今广东省潮州市）人。据泰国《刘氏族谱》载，刘昉生卒年为1064—1153年。但据《粤东桃坑刘氏家族史》考证，刘昉的生卒年应该是1108—1150年。

刘昉出生在一个士大夫世家，是中山靖王之后裔。祖辈世代为官清廉，其父刘允，绍圣四年（1097年）进士正奏第三甲，为官以廉洁著称，被誉为"潮州八贤"之一。刘允博学多才，亦通医学，家中所藏方书甚多。刘昉自幼喜好方书，协助其父编撰《刘氏家传方》。宋徽宗宣和六年（1124年）刘昉取得三甲进士，授左从事郎，从此进入仕途，宦海浮沉数十年，到绍兴十八年（1148年），以值龙图阁，主管台州（今浙江临海县）崇道观，直至绍兴二十年（1150年）病逝于任所。因他三帅潭州，位至龙图阁学士，故后人称之为"刘帅""刘龙图"。

刘昉虽然跻身仕途，但素好岐黄，镇抚之暇，犹喜方书。他在潭州任知州时，就有感于小儿之疾苦，不只世无良医，也无全书，以致夭折者难以胜计，决心编纂一部内容完备的儿科全书。所以在处理政务之余，命下属全面收集整理古今儿科方论，用收集来的资料将其父所传《刘氏家传方》加以充实，编纂了大型儿科专著《幼幼新书》。该书资料来源主要有三部分："古圣贤方论""近世闻人家传"和"医工技工之禁方""闾巷小夫已试之秘诀"。即全面收集古代典籍，近世名家医籍、医生和民间验方中有关儿科的内容。

经过一年多的努力，已编成38卷，但这时刘昉已病重不起，由其门生李庚继续主持编写，将最后两卷合为一卷，另汇集历代求子方论作为首卷，将四十卷书稿编纂完毕。刘昉在病榻之上仍念念不忘《幼幼新书》，临终时对主管学事的湘潭县尉李庚说："《幼幼新书》未有序引，向来欲自为之，今不遑及矣，子其为我成之。"李庚深受感动，欣然应允写序，可见《幼幼新书》倾注了刘昉的全部心血，可惜他没有能够看到该书的出版就与世长辞了。刘昉逝世后安葬于他为官之地潭州，在他的家乡潮州尚有两处衣冠冢，一处在今潮安县登塘的凤地山，另一处在潮州市笔架山后。现在潮州市东津仍有刘昉的后裔，他们还保存有他的遗像。可以告慰刘公的是：《幼幼新书》于绍兴二十年（1150年）出版问世，成为我国历史上一部有影响的儿科巨著，刘昉也因该书的流传而青史垂名。

学术思想

《幼幼新书》奠定了岭南儿科的基础，由于其涉及面广，搜集材料多，从南宋开始就一直是太医院儿科的必读医书。八百多年来，《幼幼新书》一直是儿科的重要"教科书"，而且传到日本等地，该书现存的最古老的版本——宋本就收藏在日本丹波氏的"聿修堂"。江南儿科名医——明代江苏吴县陈履端，少年时得到《幼幼新书》残本，捧读后爱不释手，千方百计要得到全本，经过二十多年的搜集整理，校勘理乱，于明万历十四年（1586年）重刻《幼幼新书》问世，为保存《幼幼新书》做出了贡献。

《幼幼新书》是一部内容丰富的儿科专著，全书一百数十万字，40卷，设667门，从儿科总论、病源形色、胎教调理、新生儿的养护、常见疾病防治，到小儿先天疾病、内科杂病、外科疾病、五官科疾病，以及血疾淋痔、虫痊、斑疹麻痘、一切丹毒、痈疽瘰疬等 500 多种病证、病因和证治，都有详细的叙述。用药治法很详备，除常用的丸、散、膏、丹外，还有其他外治法如针刺、艾灸等。

儿科又称"哑科"，问诊比较困难，加上小儿就诊时啼哭吵闹，影响闻诊、切诊，因此望诊在儿科诊断学上显得特别重要。《幼幼新书》在现存儿科专著中最早提出诊三关指纹，主张三岁以内小儿以观察指纹代替切脉，记述有虎口三关指纹察验法，该诊法一直沿用至今。书中搜集了各家学说如：《方书叙例·三关锦纹第十二》中有《仙人水镜图诀》《宝童》及庄氏、茅先生、杨大邺、飞仙等各家对指纹诊法的相关记载。《仙人水镜图诀》以风关、气关、命关排列，茅先生则以气关、风关、命关排列，各家对纹形、纹色主病的认识也有差异。可见，宋代对小儿指纹望诊仍处于初期阶段，并未形成统一的认识。《幼幼新书》将各家观点兼收并蓄，保留了指纹诊法发展过程的客观情况，这是后人研究该法的宝贵资料。

《幼幼新书》十分重视新生儿的保健和新生儿疾病的防治，在卷四《形初保者》中，从胎教到哺乳到断脐再到浴儿以至拭儿口法等方法共 22 门，系统地介绍新生儿的保健、护理和养育方法。接着在卷五《初生有病》中介绍 17 种新生儿疾病的症候和治疗方药。《幼幼新书》全面搜集名医验方以及民间的单方验方，而且对各种疾病的病因、症状均有详细描述，相对来讲要比《诸病源候论》《千金方》《太平圣惠方》《外台秘要》和《小儿药证直诀》等书更加全面、系统和详细。《幼幼新书》在立论和选方上虽以《千金方》《外台秘要》《太平圣惠方》等古籍为主，但也十分重视当代医生的经验和民间行之有效的方药，特别是收集了许多民间的验方。《幼幼新书》对于惊风以及药物使用的范围的记载，都比较详尽广泛，对于蟾酥、麝香、龙脑、曼陀罗、南星等强心、醒脑镇痉药物已能恰当地使用，反映了当时较高的治疗水平。

该书集宋以前儿科之大成，搜集了大量已经亡佚的早期儿科著作资料，保存了古代儿科研究的面貌，还搜集了很多民间传方及私人藏方，除了对临床具有较高的参考价值外，更具有重要的文献价值。该书南宋时作为太医习业必读的儿科著作，对后世的影响也较大，宋至明代的一些医籍多有引载，如朱柿的《普济方》、王肯堂的《幼科证治准绳》、陈文中的《小儿病源方论》等均有引载《幼幼新书》的内容。《幼幼新书》在日本亦颇有影响，丹波元坚刊于 1853 年的《杂病广要》引载《幼幼新书》26 首方。冈西为人《宋以前医籍考》和丹波元胤《中国医籍考》对《幼幼新书》均有著录和述评。

《幼幼新书》取材广博，内容详尽，为我们辑佚古籍提供了大量的素材，如卷二《论初受气第十》引用《颅囟经》"天地大德，阴阳化功，父母交和，中成胎质，爰自精凝血室，儿感阳兴，血入精宫，女随阴住……"；现代的《颅囟经》（明代辑佚本）是没有这段文字的，这是对现行本的补充。又如卷二十《骨蒸第三》引用已亡佚的唐代崔知悌的《骨蒸病灸方》中用灸法治骨蒸的方法，与《外台秘要》所辑内容相似，但更为详尽全面，对辑佚该书并进而从中研究古代灸法有重要价值。《幼幼新书》中用《伤寒论》的藁本粉、赤茯苓汤、竹茹生姜汤、黑奴丸等方剂，为现在各种《伤寒论》刊本所没有，这些内容有助于经方的研究。

《幼幼新书》保存了大量宋代以前的医籍内容，全书收录从《颅囟经》到宋代的一百四十多种医籍，汇集了大量宋代以前医籍中有关儿科学的内容，其中不少医籍现已佚失，如宋以前的《仙人水镜图诀》《骨蒸病灸方》《石壁经》和《兵部手集》等，以及宋代的《婴孺方》《婴童宝鉴》《灵苑方》《惠眼观证》等。有五十种以上的古医籍为中国医籍志和地方医籍志所未收录，属于湖南的医籍有二十种，属于广东的有刘昉自己的《刘氏家传方》（该书现亦已佚失），《幼幼新书》保存该书论一篇，方一百二十六首，分见于《幼幼新书》四十卷五百四十七门中的二十七卷七十一门，多为儿科常见病、多发病和急症的验方，有较高的应用价值。该书对所引文献均有严格体例，在引文上方标明所引书目的名称，由此可见，《幼幼新书》为保存宋代以前儿科医籍做出了贡献，是研究宋代以前儿科文献的主要著作。

黄 岩

生平

黄岩，字耐庵，一字峻寿，号花溪逸士，嘉应（今广东省梅州）桃源堡人，光绪《嘉应州志·艺文志》上有他的传记。黄岩自幼习举子业，但屡试不第，心灰意冷，加之平素喜欢读医书，于是弃儒从医，淡泊名利，专攻岐黄。对中医经典从《黄帝内经》《难经》到金元医家著述及薛己医案、《景岳全书》等，都是潜心研读，深得其秘旨，临证效如桴鼓，屡起沉疴，逐渐医名满岭南。

明末清初，由于《景岳全书》三次在广东刊印，对广东影响重大，使广东出现了一批重用温补峻剂，重视命门之火的医家，形成一代医风，同时也使广东的医家开始模仿张景岳，著作大型综合性医书。

黄岩就是受张景岳学术思想影响较大的一位医家，他治病重视阴阳，用药偏于温补，疗效显著，成为岭南一代名医。他设馆授徒，著有综合性医学著作《医学精要》及专科论著《眼科纂要》作为其授徒教本。从嘉庆九年（1804年）设塾授徒，业医者数人，黄岩的医术传其子黄绍官、黄淮官、黄善官、黄晋官等。

黄岩自幼习儒，喜好为诗，虽弃了举业而从医，仍在闲暇之时吟诗填词，撰有《岭南荔枝咏》《花溪文集诗集》，编次《岭南逸史》。《岭南逸史》是明清小说盛行时岭南出现的一本流传较广的章回体小说，虽然它描写的仍是才子佳人的故事，但又有别于既往的风花雪月、花前月下的故事，而是将整个故事放在了一个战争动荡的年代，成了英雄巾帼儿女情长的故事。据近人苏建新等考证，花溪逸士即乾隆、嘉庆间的黄岩。因其精于医学，于岭南各地行医，于永安网罗逸事，广闻博采，穷居武陵山时振笔作《岭南逸史》越数月而成，以舒心中之郁结和为政之见，是作者的游戏之作。小说中多有行医的描写，书中的儒医张俊是作者的自画像："尔道那儒医生得如何？但见：身材短小，体貌清奇，不履不衫，无拘无束。满肚子，都是千子难妖；一揸把，无非青龙白虎。兴到时，拖泥带水，也学做文做诗；赌赢了，抹嘴捋须，便去食酒食肉。自是逍遥任意人间士，宁非富贵浑忘地上仙。"由于该书是作者的遣兴之作，一吐胸中郁结之气，因此，作者也借书中儒医之口表达了对那些"不读内经，只学念咒"的丑态百出的庸医的厌恶。

由于黄岩自幼习儒，文笔了得，因此，著述较好地体现了他的临床经验，使其更具可读性，无论是其综合性医著《医学精要》还是其专科论著《眼科纂要》都是岭南地区重要的医学著作。

医学著作

《医学精要》成书于嘉庆五年（1800 年）七月，原为授徒读本，"故凡几纂辑，皆前贤精粹及余所心得，言简而意赅，义精而词显，字斟句酌，韵畅声谐，可歌可佩，有志斯道者，宜尽读之，熟读之，久则心与理融，自能出神入化"。这是黄岩编写《医学精要》凡例首语。可见本书是黄岩的心血之作，字斟句酌，就为了将前贤的精粹和自己的心得留于后人。但是，该书编成之后并未能及时出版刊行，只是在学生之间传抄，作为授业的教本。道光二年（1822 年）时任翰林院检讨的温葆淳，休假来到广东拜访族兄思堂，拜候黄岩，见案头《医学精要》四卷，才知这是黄岩先生授徒的著本。于是，温葆淳在羊城五仙寓所为此书作序："今黄先生上体好生为心，列证附方，备悉案验，精义入神，简言居要，可传可法。夫桥道茶浆之设施，世称无量之功德，然所及犹有限，是编也，梓知不胫千里，江湖陬壤，家置袖珍，咸叨利济，则不朽之三襄。"盛赞该书是传世救人、功德无量之举。在同乡廖雪松及鄞江郑建章、廖万福、李粤镇、童耕心，古梅黄俊达、温康候、温其垒等的鼎力相助下，终于在道光十年（1830年）出版了《医学精要》。《医学精要》现存同治六年（1867年）广州永汉路登云阁藏版8卷8册，全书约30万字。《医学精要》全书8卷，卷一为综合论述药性、脉诊及脏腑，卷二、卷三为儿科，卷四、五、六、七为内科，卷八为痘科。

《眼科纂要》，又名《秘传眼科纂要》，分上、下两卷，嘉应州黄岩纂，古秦紫阳东皋程名成重订。卷上，眼科药要、分类、五轮图、八廓图、五轮八廓论、五轮所属、五脏六腑配合、治要、十二经见症、五脏受病、认症歌、散金碎玉、经义，并有论内外障、再论内外障、论近视远视、论退翳难易等十二条，列方五脏补泻总诀。卷下，接卷上论暴疾风热外障、论痒极难忍外障、论痧伤内障等共48论。后收录前人及己治验医案以印证，如脾肺风热赤肿胀头痛生疮案、肺气壅盛睛肿痛等症等。现存1972年广东中医学院眼科教研组刻印本。

学术思想

1. 阴阳为医道之纲领，表里寒热虚实乃医中之关键

黄岩重视八纲辨证，仿《景岳全书·传忠录》阴阳篇例，黄岩认为，八纲之中，阴阳为医道之纲领，阴阳者固宜尤加缕析，然表里寒热虚实，乃医中之关键，能明乎此，万病如指诸掌矣。黄岩对八纲辨证的解释，重在虚实二字，他认为虚实证之鉴别很重要，阴阳表里寒热证均可有虚实证之分，东南西北中各地亦有虚实证之见，脏腑气血又当分虚在何脏实在何腑或在气分或在血分，选对证之药，单刀直入，方不至伐人无辜，而奏功亦易。

2. 重视药性脉理断证，善辨苗窍声音颜色

黄岩的两部医学著作，都把药性论述放在篇首。《医学精要》全书8卷，卷一药要须知、药反须知、药畏须知、劣性须知、解药须知等，认为病有万变，治各有药；《眼科纂要》上卷之首即眼科药要，谓目虽曰肝窍，而五脏六腑之精华实聚焉，居至高之位，人之日月也，故治之者制方用药，有志斯道者，宜细玩熟玩焉。

3. 重视儿科（幼科）痘科，详述其与内科（方脉）关系

《医学精要》本为痘科幼科著述，黄岩曰："篇中所论治小儿惊疳麻痘，老幼

痢疾诸诀，多非古籍中所有，乃余心得，及师友秘传，累试累验者，今悉载之篇中，公诸同好，识者鉴之。"嘉应州廖雪松跋：痘为小儿胎毒，亦名天疮，医者之精良绝少，耐庵先生广集方书，殚精竭虑，究其理要，纂为方治，捷而可守，诚痘科之第一奇书也。

对于儿科与内科关系，黄岩曰："治大人者，则谓之方脉，治小儿者，则谓之幼科。习方脉者，多忽略于幼科，习幼科者，全不明方脉，竟把大人小儿划分为二，是皆不得一之理而贯之也，不知小儿之异于大人者，不过脏腑之娇嫩，腠理之柔脆耳，其气血阴阳，内伤外感，固未尝歧也，苟能明其理要，则治大人者，亦可移以治小儿，治小儿者，亦可移以治大人，其有必不可移者，大约不过数种尔，故医者，谓治小儿难于治大人则可，谓治小儿必不可移以治大人，则不可。"

黄岩是岭南著名的儒医，弃儒从医之后，医名卓著，《医学精要》和《眼科纂要》是其留给后世的宝贵遗产。

郭 治

生平

郭治，字元峰，广东南海人，生于清代康乾盛世。其家学渊源，先人郭冠厓，名标，乡邑名儒，廪贡生员，为官粤西，"历署武宣县及柳州、象州知州，卓有政声，自冠厓伯祖而下六传，皆补邑博士，弟子员世，其书香不绝"。可见，郭家也是书香世家，元峰之学，得之庭训，也有其自身禀赋："读书过目辄不忘，壮岁为邑名诸生，其为文熔经铸史，气象峥嵘，识学过人远甚。"郭元峰自幼聪颖，经史子集过目不忘，其父为南海名医，因此，郭元峰在习举子业的同时，也跟着父亲学医，且颇有医名，据同治《广东通志·郭治传》记载，郭元峰精于医术，曾用熏蒸外治法治愈一例清远县的水肿患者，名声大噪。

乾隆二十一年（1756年）冬，翰林院编修庄有信来到广东，广东气候与北方迥异，多湿热之气，因此，很多人来到广东都会出现水土不服，并可能诱发旧疾。庄有信来到广东就患了郁热病，延请岭南名医，医生们都认为庄有信仕途亨通，国事繁忙，积劳成疾，于是投以补剂，结果均未见起色。后延请郭元峰诊治，元峰没有开药，而只是叫庄有信服西瓜荸荠（马蹄，性凉）汤，庄公表面上答应了，心里却不以为然，他也认为自己是积劳成疾，而且那么多的岭南名医开出来的都是补药，郭元峰只是拿西瓜和荸荠这两个清凉的食物来糊弄自己，所以不愿意服药。第二天，元峰来复诊，知道庄有信没有吃药，因为不相信这两个普通的食物能治病，于是就开了一个补药的方子给庄有信看，但是暗地里就嘱其家人还是给他喝西瓜荸荠汤，果然病就好了。庄有信的病，固然是他原来公务繁忙导致素体偏虚，但是，旅途劳顿、水土不服、广东湿热的天气导致郁热才是真正的病因，之前的医生一味地补益也是补火助热，加重了体内的郁热，而郭元峰的西瓜和荸荠正是甘凉清利之物，既能清体内之郁热，二者又有利尿作用，能使邪有出处，因此疗效是立竿见影，庄有信自此亦与郭元峰结交为友，后为《脉如》一书写序，是谓"良相良医，昔贤并重，以相操救世之权，医擅救人之术也"。郭元峰医学传孙子郭敬辉、郭锶开，侄孙郭悦千、郭翰千，其家族中以医术济世者还有如郭麟标、郭麟书等。

著作

同治《广东通志·郭治传》：公著有《脉如》《伤寒论》《药性别》《医药》各一卷，唯《脉如》《伤寒论》见存云。

《脉如》全书上下两卷两册，上卷论脉，列浮、沉、迟、数、滑、涩、虚、实、缓、洪、细、长、短等28种脉象，就其形态、主病做提要钩元之简述；又列各种脉象之鉴别要点，类而析之，条而贯之，使学者了于目了于心，易于传习。下卷列临床各病证所见脉候，对一些特殊的脉象如反关脉、无脉候、妊娠脉、七情脉、六淫脉等进行分析说理。末附望、闻、问三诊要点，教人临证宜四诊合参，切不可下三指于寸口以为神奇。郭元峰《脉如》不失为一部中医诊断学好书，后人给予较高的评价，谓《脉如》可与李时珍《濒湖脉学》并美；而"元峰郭先生，凡所治者无不立愈，神明变化震之者，拟诸元化（华佗字元化）复出"（清·郭元峰《脉如》，冼序）。《脉如》，现存有道光七年（1827年）冼沂刊本，2册。

《伤寒论》一卷一册，南海郭治元峰著，族侄轵城、郭麟标编辑，郭麟书校注。现存版本未注明刊行年代，书样字体与道光七年冼沂刊本相似。郭氏《伤寒论》虽说是注解仲景的《伤寒杂病论》，但极少仲景原文，其与一般医家随仲景原文衍释注解不同，反而有不少暑病、温病、发斑、衄血、战汗、辨舌、发颐、余热咳嗽以及杂病的论述，从这一点上来说，郭元峰亦是一位打着仲景旗号而"暗度陈仓"进行温病研究的岭南温病医家。

学术成就

1. 阐述中医脉学原理与临证实践之重要

郭元峰《脉如》开篇即论中医脉学之原理：脉者，血之府，精气之源，神之用，水谷为宗，盖脉不自行，随五脏元真变化于精髓之间，显见于气口阴阳之蕴也。郭元峰论中医脉学之原理，除引述《黄帝内经》曰营行脉中，卫行脉外，肺朝百脉等语外，对 28 种脉象均给予形、势、位、主病的论述，继承前人脉之阴阳分类法，将二十八脉以阴阳属性加以归类。又根据自己实践经验，认为：人面五官无异，及细察之千人万人，从未有一雷同者，此则二十八脉之形象全在乎活泼变通，慎勿按图索骥，以失病机可也。

2. 提出"如脉"的概念，以辨别真假疑似之脉

郭元峰《脉如》一书，"脉如"二字作何解释？脉理精微，其体难辨，在心易了，指下难明。用"如"比喻难辨之脉，反映临证数候俱现时之复杂脉象，最恰当不过。近人马小兰研究认为：《脉如》专门列举出真假疑似之脉，明确提出"如脉"之名，共论述了 13 种脉象的如脉类脉象及主病，它们是：数、浮、沉、迟、滑、实、弦、洪、细、长、紧、伏、促等脉。《脉如》的如脉类，多是正脉脉象兼上其他脉象，因此在一些诊断学书籍中被列为"相兼脉"范畴，多处引用它的如脉主病作为"兼脉主病"的内容。《脉如》对真假疑似脉的辨析及其主病对后世学者确实有一定的影响，它大大丰富了中医脉学的内容，在中医诊断学领域理应有它的一席之地，在启发学习中医者的思维认识上有着深刻的意义。

3. 中医脉学乃专门诊疗技能，提出以"四大纲脉"为统领

郭元峰《脉如》强调脉学乃中医专门诊疗技能，认为"持脉之道，先要会二十八脉之形体于胸中，更须明乎常变"。郭元峰临证发现"脉不单生"，即临床脉象出现的相关性。四大纲脉是：浮沉迟数，浮沉以候表里，以举按重轻而得之，而洪、大、虚、散、芤、濡、革、长、弦，皆浮之类也，伏、牢、实、细、短，

皆沉之类也；迟数以候寒热，以呼吸至数而得之，而缓、结、微、弱、代，皆迟之类也，紧、促、动、疾，皆数之类也；至于滑、涩以候血气之有余不足，是以往来察其形状之流滞也。四大纲脉，体现郭元峰临证注重"脉不单生"的脉诊实践性。

4. 郭元峰对《伤寒论》学术观点

郭元峰与何梦瑶两人都是岭南地区尊信刘（元素）、朱（丹溪）学说议合者，都著有伤寒方面的学术论著。郭元峰著《伤寒论》，何梦瑶著《伤寒论近言》，两书极少引用仲景原文，其与一般医家随仲景原文衍释注解不同，反映他们对岭南伤寒外感时病的认识。

伤寒的概念，郭元峰认为伤寒包括四方四时阴阳表里之证，而以感冒等时行外感病为主："伤寒乃感冒之重者，感冒乃伤寒之轻者，在西北则多伤寒，在东南则多感冒，在三冬为正伤寒，在春夏秋为时行感冒。"关于伤寒之传变，郭元峰认为春温夏暑秋湿冬寒，此自四时正气之病，而仲景独详于伤寒者，以其为病独烈也。关于伤寒的合并病，郭元峰临症诊治伤寒病，发现合并病居多，疾病相关性临床客观存在。郭元峰博考群书，认为独有仲景，为群方之祖，证分六经，而以太阳为之首；治立三法，而以发汗为之先，但东南炎方对辛热药尊之而不敢用。

注重岭南地势与人群体质，以清解、清凉之法及药物诊治伤寒时病；注意伤寒时病之合并病兼夹症，灵活处方。师古之法，而不泥古人之方，不失古人之意，是郭元峰《伤寒论》学术精髓。

刘　渊

生平

刘渊，字圣泉，号伏龙山人，广东惠阳人，生当康熙至乾隆年间。有关刘渊的籍贯，据近人赖畴考证：《中国医学名人志》和《中医大辞典》均谓"刘渊，归善人"，《辞海》曰："归善，旧县名，南朝·陈·祯明三年置……1911年改名惠阳。"而《惠州府志》卷二十八"艺文"则称："渊，字圣泉，长宁人。"《医学纂要》刘渊自撰的"凡例"，刘氏自称"伏龙山圣泉子"，可见"归善""长宁"和"伏龙山"均为刘渊故乡名称。《辞海》称"惠州府，广东省治归善，辖归善、博罗、长宁、永安、海丰、陆丰、龙川、河源、和平九县"。"长宁，明置，属广东惠州府，清仍之，民国改为新丰县"。可知，刘氏籍贯是旧属惠州的长宁，即今新丰县。据在新丰境内的刘氏后人称，"伏龙山"是新丰县小山，当地人称谓。此处附近地名多冠一"龙"字。

刘渊年少时曾习武使弓马，后弃去专攻医术，可谓是先武后文，文武兼才，其医术精湛，在岭南享有盛名。由于明代著名医家张景岳的《景岳全书》是在广东刊印发行的，对岭南医家所产生的影响不可低估。刘渊受其影响，治疗上也多用温补峻厉之剂，效如桴鼓，屡起沉疴。

乾隆二年（1737年），刘渊自惠州抵至羊城，遇广东布政使王恕及随行官员徐惠。徐惠为官初至岭南，水土不服，加上有些感受风热，一时间发热恶寒，卧床不起，精神恍惚，所有人都束手无策。有人请来刘渊为他诊脉订方，仅三剂药便立竿见影，药到病除，从此刘渊名声大震，称为一代岭南名医。乾隆四年（1739年），刘渊著《医学纂要》，广东布政使王恕为之鉴定并作序，认为《医学纂要》颇合于兵家处女脱兔之旨，以军事行动隐蔽迅速比喻其临证用药特点，赞誉他与古代名将名医张云厓不相上下，治人死生立效。《医学纂要》成书之时，刘渊已功成名就，医业已成，在岭南地区颇有影响。刘氏医术传儿子刘文辉（彩章）、刘文光（德华）、刘文耀（仪昭），弟弟刘起熊（兆举），女婿任其信（有恒）、门人莫圣祜（帝宠）。

著作

《医学纂要》是书按照《易》乾卦卦辞分为乾、元、亨、利、贞、吉六集。第一集乾集心法灵机，含《黄帝内经》撮要上、下，辨论证治歌诀。第二集元集风寒类似，分为中风伤寒、十种类伤寒。第三集亨集灵机条辨，分为痢证治论、杂症条辨两部分。第四集利集灵机条辨，分为血证、杂症、妇科摘要三部分。第五集贞集灵机条辨，分为幼科症治、痘疹条辨。第六集吉集汤方活法，把方剂仿照《景岳全书》体例分为补、散、寒、热、和、攻六阵。《医学纂要》属岭南大部头医著，约计45万字。

刘渊在《医学纂要》凡例中说明编写该书是辑录《黄帝内经》《伤寒论》《金匮要略》经典以及张景岳著述有关温补及温热性的主要内容，同时又是一本授徒读本，使业医者，易为记诵之学。刘渊在凡例中还强调，用药不拘一格，从前后六集标题名称，有心法灵机、灵机条辨、汤方活法等，可见他是极力主张灵机圆活变通的。刘渊认为医道之大，贵乎精明，聪明才子，业医名儒，以为心神领会，与天下上事君亲、中能防身、下可济人之器具，不与不学无术浅见者，为其所污目。

学术成就

1. 对《内经》脏腑理论阐述

刘渊《医学纂要》卷首乾集心法灵机,含《黄帝内经》撮要,仿张景岳《类经》例,阐述脏腑理论,做简明扼要的说明。根据脏腑理论,五脏相合,心与小肠、肝与胆、脾与胃、肺与大肠、肾与膀胱,三焦是孤腑。脏腑有相合,五脏有互含。"五脏异藏,虚实异病"。五脏分工明确,各司其职,各有所藏,若是出现五脏中的某一脏异藏他脏之气,那么五脏相互制约的平衡将被打破,出现虚实寒热的改变,故而出现疾病。

"《灵枢》:肝藏血,血舍魂。肝气虚则恐,实则怒。脾藏营,营舍意。脾气虚则四肢不用,五脏不安;实则腹胀,经溲不利。心藏脉,脉舍神。心气虚则悲,实则笑不休。肺藏气,气舍魄。肺气虚则鼻塞不利,少气;实则喘喝,胸盈仰息。肾藏精,精舍志。肾气虚则厥;实则胀,五脏不安。必审五脏之病形,以知其气之虚实,谨而调之也。"刘渊的"五脏异藏",是对张景岳"五脏互藏"理论发挥,实际上一种含义,即每一脏异藏(互藏)其他五脏之气,五脏之气也可通于一脏,这是后世"五脏相关"理论的学术源泉之一。

2. 对肾命理论的阐发

张景岳《景岳全书·传忠录》提出了"阳非有余,阴本不足"的观点,倡导温补脾肾理论,并与肾命学说联系紧密。刘渊《医学纂要》也有专篇论述命门:"两肾之间,一点真阳,名曰命门,相火之位,为坎之象。盖人秉生之机,即在此命门。一点相火,为人身之至宝,化生之源,无不出此。蒸糟粕,熏脾胃,化津液,润五脏,悦颜色,无非此火。若肾无此火,则无以作强,而伎巧不出焉;膀胱无此火,则三焦之气不化,而水道不行;脾胃无此火,则不能蒸腐水谷,而五味不出;肝胆无此火,则将军无决断,而谋虑不出;大小肠无此火,则变化不行,而二便闭;心无此火,则神明昏,而万事不能应矣。故命门为一身巩固之关。命门为元气之根,为水火之宅。五脏之阴气,非此不能滋;五脏之阳气,非此不能发。"认识到命门相火作为生命之火的重要性,也深谙其与五脏的联系,这是刘渊喜用温补峻厉之剂,久未见其失的理论依据。

3. 杂病论治本于脾肾

刘渊《医学纂要》杂病论治收载内容,汇宋元以降医家计十余家,而以《景岳全书》内容最多，理论上方药上均仿效取用，部分加有按语。刘渊注重补益脾肾脾胃，其临证补益脾肾主要方药，除张景岳左、右归饮外，还有：九味养营煎（新方），八味补元饮（新方），十全补元饮（新方），八仙归肾丸（新方），保元肾气丸（新方），益肾丸（新方），扶元益气丹（新方），参茸固本丸（新方），固肾丸，鹿茸丸等，在临床上效果明显，这也成为后世补脾肾的良方。

刘渊个人经历与张景岳相似，先武后文，融军事之理于医学之中；刘渊学术风格用药峻厉，长于温补，与张景岳主张治疗用药本贵精专、尤宜勇敢、反对庞杂同出一辙；刘渊、张景岳二人，善用温补不囿温补，圆机变通，临证苦心，自有活法之用，自然奇方之外有奇方，学者能会仲景意，则亦今之仲景也。

盛端明

生平

盛端明（1470—1550），字希道，号程斋，自号玉华山人，人称玉华子。盛氏家族原为饶平望族，其七世祖为海阳尹，所以迁居海阳（今广东潮安），盛家传到端明已为第十四世。其父凤仪，号梧庄，官至安溪教谕，赠奉政大夫，明代弘治十五年（1502 年）进士，盛家世代均好医方，凤仪是当地有名的医生，很多人前来求诊，不分贵贱，都施医赠药。凤仪因挖地得到宋朝端明殿学士先生的墓碑，因此为儿子取名端明，并以希道为字。盛端明在明弘治十一年（1498 年）中解元，十五年（1502 年）成进士，授庶吉士常历官，转任右副都御史，督办南京粮储事，后被劾罢官，在家赋闲十年，著书立说。嘉靖年间皇帝沉迷方术，由于盛端明精通医术，广集医方，通晓养生之术，向皇帝觐献《摄生集要》《万年金鉴录》《永寿真铨》等书，在一定程度上为嘉靖皇帝沉迷酒色的荒淫生活增加了花样，得到嘉靖皇帝的重用，加官至太子少保礼部尚书。虽然盛端明通过献媚，得以加官晋爵，但是，在那个道德伦理彰明的时代，对他的骂声也越来越多。盛端明毕竟读书人出身，也对自己的做法感到羞耻，所以辞官回乡。回乡后的盛端明为当地老百姓做了不少好事，如兴修水利、施医赠药等。嘉靖二十九年（1550 年）七月，盛端明病逝，谥荣简。隆庆初年，因盛端明在官场中的种种行为，被人弹劾，当时虽已逝世，仍被褫官夺谥。而且，他的这种靠方术惑主的行为为后人所不齿，在后世文人所编的《明史·佞幸列传》中也有他的传记："食禄不治事，但供奉药物而已。"说他靠着方术丹药取悦皇帝，没有干正事，只是献些药物给皇帝就飞黄腾达。

盛端明虽然在仕途上献媚弄权，成了他人生最大的污点，但是并不能因此掩盖了他的才学——他自幼勤学，攻读不辍，性好摄生，通晓药石，广采医书，遍求秘方，医抄古籍，著书立说。

著作

据《潮州志·艺文志·子部》饶锷曰："经籍访古志补遗，载日本高阶经宣藏有端明手写《演山省翁活幼以议》二十卷，末署嘉靖二十二年夏六月二十五日滕完集录，嘉靖癸卯夏四月朔玉华山人盛端明书。考嘉靖癸卯即嘉靖二十二年，其时端明已晋位礼侍，乃能以蝇头小字写此二十卷之书，足见其抄辑之勤，与精力之过人。"

除《程斋医抄》外，盛氏尚有《老子真诠》2卷，《知微录》50卷，《邛须录》10卷，《丁集》10卷，《程斋类稿》10卷等著述传世。

嘉靖十二年（1533年），盛端明《程斋医抄撮要》序曰："予纂医抄一百四十卷，首以《内经》《脉经》等为经，集历代名医所论著，分门为治法诸方。余三十年间，宦辙南北，所至携以自随，每遇有奇方秘法，必随手收录编入于各门，久而积成《程斋医抄》一百四十卷。医抄至一百四十卷时，苦于简帙繁多，抄写困难，偶乡友滕子安氏一见，喜而欲寿诸梓以传。"

盛端明几十年四处为官，遍及南北，虽然仕途亨通，却没有影响他对医方的喜好，不管他去到哪里为官，都带着他的用于摘录医书的书稿——《程斋医抄》。该书稿以《黄帝内经》《脉经》等中医经典著作作为经，摘抄历代名医著作，并将不同疾病分为不同的门类。不管盛端明走到哪里，书稿都会随身带着，遇到有好的奇方秘法，就会将其摘录于所对应的门类中。日积月累，《程斋医抄》竟达一百四十卷之多。由于书稿太多，造成抄写困难，盛端明的同乡滕子安建议他将书稿出版。端明恐怕力有不及，就让他的儿子——太学生克诚将书中重要的、经典的方书辑录成书。"欲撮其要，尤难也。乃以近验者付之，亦曰撮要云者。因其请耳，非谓医抄中所集者，其要止此也，欲知医者，必得医抄全书而详习之，厥术始妙。此特其千百中之一二云耳，但穷乡僻壤中得此，亦可以疗疾也。滕氏刻书之功，岂可泯哉。"盛端明认为要成为良医者，更要详习医书，寻求古训，但是，在穷乡僻壤中难以找到很多的医学典籍。这本书虽为医抄，摘录医书经典，名家名方，但是能抄其撮要精华已实属不易，然而，在偏远地区也能疗疾起疴，救人性命。

盛端明的《程斋医抄撮要》无疑给了后人一本中医临床的速成本。但是，盛端明所处的年代已经到了明代末期，朝野混乱，加上外族入侵都造成了社会的动荡。盛端明的书稿在国内已经失传，日本丹波元胤《中国医籍考·卷五十七》方论曰："《程斋医抄撮要》，医藏目录五卷，存，时嘉靖癸巳夏四月朔，玉华山人盛端明书。"现在可见的藏本是日本内阁文库明嘉靖十二年（1533年）的藏本，2002年8月由肖永芝点校，人民卫生出版社出版，收载郑金生主编《海外回归·中医善本古籍丛书第六册·程斋医抄撮要》。成为海外回归的中医古籍的一颗明珠。

《程斋医抄撮要》全书五卷，以妇儿科内容为主。书首明嘉靖十二年（1533年）盛端明序、目录。仿宋代陈自明《妇人大全良方》体例，卷之一，调经；卷之二，胎前；卷之三，产后；卷之四，小儿门；卷之五，内伤门。盛端明自谓"医抄"，抄录《褚澄遗书》《产宝方》《妇人大全良方》《活法机要》《卫生宝鉴》《内外伤辨》有关内容。而本书之特色在于前三卷，即有关妇科调经、胎前及产后的内容，概述非常精辟，基本囊括了妇科病证诊治的各个方面。

卷之一，调经。按照年龄不同阶段诊治妇科月经病为其特点。有调养经脉、月经不调、经水紫黑色、经前经后作痛、经水过期、经水不及期、月经不通、闭经、崩漏、带下、白浊、无子以及脉法等，列小温经汤、加味八物汤、止经汤、四物调经汤、和经汤等辨证使用。抄录内容临床非常实用。

卷之二，胎前。妇女十月怀胎，按照时间顺序，描述"十月胎形"画图及逐月养胎理法方药，有盛端明抄录的十月胎形图以及注解文字，颇具学术参考价值。

卷之三，产后。包括产后将护法、产后调理法、产后通用方以及各种产后病证的经验良方。各种产后病证，重视产后血晕证处理，认为产后血晕者由败血流入肝经，眼见黑花，头目眩晕，不能起立，甚致昏闷不省人事，谓之血晕。急于床前以醋沃之，得醋气可除血晕。下血多而晕者，但昏闷烦乱而已，当以补血清心药治之。产后血晕有清魂散、川芎汤、当归芍药汤、花蕊石散等药方可供选择。

卷之四，小儿门。主要汇辑小儿急、慢惊风证治法方药。引钱氏语曰：急惊，盖热甚则风生，风属肝，此阳盛阴虚也。慢惊，因病后或吐泻，脾胃虚损，遍身冷，手足时瘛疭，此无阳也。急惊合寒凉，慢惊合温补，如不分别则误甚矣。

卷之五，内伤门。辑录李杲《内外伤辨惑论》，辨脉、辨寒热、辨外感八邪之风、辨手心手背、辨口鼻、辨气少气盛、辨头痛、辨筋骨四肢、辨外伤不恶食、辨渴与不渴、辨劳役受病、辨证与中热相似。全文抄录李杲饮食劳倦论，补中益气汤立方本旨，朱砂安神丸四时用药加减法。可见盛端明学术上师从李杲。

据近人肖永芝研究，国家图书馆藏还有《程斋医抄秘本》。其与日本内阁文库《程斋医抄撮要》的关系，肖氏认为《程斋医抄秘本》以内科为主，而《程斋医抄撮要》以妇科和儿科为主，内科的内容较少；国家图书馆藏《程斋医抄秘本》抄本和日本内阁文库藏《程斋医抄撮要》刻本，均为盛端明《程斋医抄》的节录本，不过二书所摘录的是《程斋医抄》的不同部分，故内容毫不相干。国家图书馆藏《程斋医抄秘本》，方存《程斋医抄》内科之部分。这一研究的发现，为岭南医学史明代内科学术撰写提供了线索。

丘濬

生平

丘濬（约1420—1495），字仲深，号琼台，别号深庵、海山老人，海南琼州人，学者称为琼台先生。丘濬祖籍福建晋江市，其曾祖被派遣到海南落籍琼山，其祖父丘普是位良医，其父丘传早逝，丘濬兄弟二人由祖父及母亲李氏抚养成人。丘普老来丧子，自然将精力都放在培养孙子身上，丘濬自幼聪颖，习儒读书，过目不忘，出口成章，七八岁即能作诗。景泰五年（1454年）中进士第，授庶吉士，他为官40年，历任编修、经筵讲官、侍讲、侍讲学士、翰林学士、国子临祭酒、礼部侍郎、尚书、纂修《宪宗实录》总裁官、文渊阁大学士、户部尚书兼武英殿大学士等职。明弘治八年（1495年），丘濬75岁病卒于北京，谥号文庄，赐御葬于府城郡城西八里水头村五龙池之原，赐建专祠祀于乡。

丘濬为明代著名文学家、政治家、教育家，他虽仕至"位极人臣"，但为官清廉，同海瑞被称"海南双璧"。曾在海南办琼山县学，藏书甚富，名曰"石室"，因为丘濬号琼台，所以又称琼台书院，曾是海南的最高学府，是海南人登科入仕的必经阶梯。直到今天，琼台书院依然是海南著名的"文脉"，是琼台师范学院的所在。他学富五车，学识渊博，被誉为岭南"文臣之宗"，与海瑞、王佐和张岳崧并称为"海南四大才子"，他同时在各个领域都有非常深的造诣，可谓"通儒"，在文学方面有"诗文满天下"的称号，国学大师钱穆也认为：丘濬"不仅为琼岛之大人物，乃中国史上第一流人物也"。他著作等身，著有《大学衍义补》《琼台会集》《家礼仪节》等，儒而通医，又是岭南著名医家，著有《本草格式》《重刊明堂经络前图》《重刊明堂经络后图》《群书抄方》等书。

据《琼山县志·卷十九·艺文略》记载："本草格式一卷，丘濬撰。"丘濬自序："……窃念医书之有本草，如儒家之有字书也，不识字义者，断不能为文，不识药性者，又安能治病哉，是故欲识药性，先识药形，然所生之物，地各不同，不皆聚于目前也，不有纂要之书，又何自而识之哉。予以此故，即邵子观物之说，本周礼五药之目，拟为本草格式及采取条例，一编藏之巾笥，以俟后人用焉。夫自神农作本草之后，汉世始诏求其书，历唐宋以至元，代代皆加修纂，无一代不然者。然所命执笔者，多儒臣儒者，于方技固未能尽通，而专业方技者又未必能执笔，是以其书虽多，然皆传而寡要，泛而无实，非独无益于世，而或至于误人也，亦有之矣。予学儒而不通于医，窃本儒家所谓物理之学者，以为医家本草之书，较之旧本似亦有可取者，愿唯欲成此书，须是足迹遍天下，然后可也。今头颅种种矣，拘于职不出国门者几三十年，不日将乞骸骨归老海隅，谅于此生终无可成之期，始序其椠而藏之，异时营老菟裘，及正首丘之后，万一国家欲承前代故事，成一代之书，以嘉惠生灵，或有以此闻之，于上择而用之，绪而成之，死且不朽矣。谨书以俟。"（《琼山县志·卷十九·艺文略》第六十七至六十八页）

丘濬认为，本草对于医生，就像文字对于儒生一样重要。从神农"尝百草，日遇七十毒"而写成《神农本草经》之后，历朝历代都编修本草著作，但是，编纂者却大部分都是朝中儒臣，没有真正接触本草或行医用药，而真正懂得本草的医生却又未必能够执笔写书，因此，很多书并不能真正用于临床。丘濬儒而通医，又出身医学世家，幼承家学，他按照《周礼》中五药的格式，写成《本草格式》，"一编藏之巾笥，以俟后人用焉"。希望这本书能够能对后世医家有帮助。

《重刻明堂经络前图》以及《重刻明堂经络后图》是丘濬以宋代王惟一的《铜人腧穴针灸图经》为样本进行修订的，可惜这两本书已经亡佚，现在《琼山县志·卷十九·艺文略》记载着丘濬的自序："明堂者，黄帝坐明堂之上，与岐伯更问难，因雷公之请坐明堂而授之，故谓之明堂云。其书上穷天纪，下极地理，远取诸物，近取诸身，不专为人身设也。而后人作为图经，以明气穴经络，乃专以归之。明堂何哉？盖以黄帝之问，岐伯之对，雷公之授受，所以上穷下极。而远取者不过明夫在人之理而已。黄帝之问岐伯，首谓言天者必有验于人，盖谓是尔……或者贻予以镇江府所刻明堂铜人图，面背凡二幅，予悬之座隅，朝夕玩焉，病其繁杂，有未易晓者，乃就本图详加考订，复以存真图，复系于内，命工重绘而刻之，考宋史仁宗天圣中，命尚药奉御王惟一考明堂气穴经络之会，铸铜人二，惟一又订正讹谬，为铜人腧穴针灸图，经上之诏，摹印颁行其后，又有石藏用者，按其状绘为正背二图十二经络，各以其色别之，意者京口所刻即其图之遗制与。嗟乎，所贵乎，儒者以其格物致知，凡三才之道，万物之理，莫不究极，其所当然，而知其所以然也。矧吾有是身，至切至要，长与之俱长，老与之俱老，而不知其状，不识其名，可乎？此予所以不自揆而纂为此图，非独以为医家治病用，而于儒者所以养身之方，穷理之学，亦未必无补云。"（琼山县志·卷十九·艺文略，第六十八至七十页）

据南方医科大学靳士英教授研究认为：这里说到宋尚药奉御王惟一铸铜人二，撰《铜人腧穴针灸图经》（1024—1025）后，宋石藏用仿铜人彩绘有《任督二脉十二经脉流注图》（1056—1093）；明初京口所刊的两幅经络图，可能是石图的继承。于是丘濬对其考订纠正谬误；并增二幅，依《存真图》附系内脏，完成时间可能在1491~1495年。原图已佚。今有霍山史素成化十年（1474年）所刊《针灸明堂图》存荷兰莱登国立民族博物馆，可能是京口所刊的背图；日本森之宫医疗学园所藏无名氏绘《明堂铜人图》未附系内脏，尚觉印《明堂铜人图》附系有内脏，均为正图并未注明年代。学者们认为前者可能是史素所刊京口图经丘濬修订者，也有学者认为该图可能经过换头，后者可能是丘濬所修的摹写图。丘濬作为儒而医者，平素留心医药，既有方药著作，又有针灸明堂著作，实非易事，古代学医都累代相传，重视父子相继，丘濬二子敦、京都是海南名医，这种世代相传的优良传统值得称道。

叶茶山

在岭南医学史上，叶茶山不是一个医家，甚至于，只是某个爱好方书之人的笔名。但是，却在岭南医学发展史上占有一席之地，因为，他或者他的家族，编撰了岭南医学史上最重要的两部灸法专著。

随着岭南医学的发展，明清时期的针灸学著作较多。《采艾编》和《采艾编翼》是这期间较著名的两部岭南灸法专著。《采艾编》署名茶山草木隐，而《采艾编翼》作者不详，但两书从书名到体例均是类似，《采艾编翼》补《采艾编》之不足，发其未发，且校辑者署名叶茶山。据1956年广东中医药展览会书目列表记载，《采艾编》及《采艾编翼》均系新兴县叶茶山所出，而有关的新兴县志、肇庆府志等地方志均未见叶茶山的记载，故这里叶茶山是真名还是托名，尚待考证。

据《全国中医图书联合目录》记载，《采艾编》有两个版本，一个是清康熙七年（1668年）刻本（附析骨分经），现存于上海中医药大学图书馆；另一个是清刻本，现存于中华中医学会上海分会图书馆。《采艾编翼》现存版本为清嘉庆十年（1805年）六艺堂刻本，现存于中国中医研究院图书馆及广州中医药大学图书馆。由于《采艾编翼》是现存较早的岭南地区的艾灸专著，其中蕴含较多的岭南医学精髓，故1985年中医古籍出版社据中国中医研究院图书馆所藏的清嘉庆十年六艺堂刻本将其收入《中医珍本丛书》系列影印出版。

1. 《采艾编翼》成书简介

据中医古籍出版社的影印本前言介绍:"《采艾编翼》这一灸法专著,即是针灸宝库中尚未发掘的珍品,约成书于清康熙五十年(1711 年),作者系广东新兴县人,姓氏不详。嘉庆十年(1805 年),粤东名医叶茶山将其所藏残缺几半的《采艾编翼》补辑校正,重新刊行,目前所见即为叶氏重印本。"目前该书尚无今人点校本出版。

该书嘉庆十年六艺堂刻本的序言写道:

"是篇藏弄虽久,尚未校订。盖以前编残阙几半,痛无力以补辑,不暇痛心。戊子春,妹夫君以载恺然自任,捐赀镌复。庚寅冬,以载复趣,余抄正是帙。而同社顾君昆苑、陈君其统、彭君达海、李君子创咸愿捐助,登之梨枣。于是与每野、活人二家兄检视校订,阅两月而编就。书林弟文大亦蠲工六之一,成之,俾公之同志云。

时

嘉庆岁次乙丑之春

岭南叶茶山题于环翠书屋"

从序言可知,《采艾编翼》写成后,并没有及时校注出版,而是藏于叶茶山家中多年,无力补辑、校注,后来在其妹夫以及同乡等五人的捐助下,由叶茶山及其两位兄长三人合力补辑、校订书稿,经过两个月补辑、校注,并由书商林弟文减免六分之一出版费用,终于在嘉庆十年(1805 年)刊行问世。

2. 《采艾编翼》内容简介

《采艾编翼》共一册三卷,其中卷一为十二经脉循行部位歌诀及图谱,十四经分经图谱、解说及综要,经脉主治要穴歌诀,以及灸法须知,包括:"十二经巡行部位歌、头前正面图、头前正面歌、头后项颈图、头后项颈歌、胸腹图、脊背图、胸腹脊背歌、手膊臂外图、手膊臂内图、手膊臂内外歌、足膝外图、足膝内图、足膝内外歌、手太阴肺经图、肺经说、肺经综要、手阳明大肠经图、大肠经说、大肠经综要、足阳明胃经图、胃经说、胃经综要、足太阴脾经图、脾经说、脾经综要、手少阴心经图、心经说、心经综要、手太阳小肠经图、小肠经说、小肠经综要、足太阳膀胱经图、膀胱经说、膀胱经综要、足少阴肾经图、肾经说、肾经综要、手厥阴心包经图、心包经说、心包经综要、手少阳三焦经图、三焦经说、三焦经综要、足少阳胆经图、胆经说、胆经综要、足厥阴肝经图、肝经说、肝经综要、督脉图、督脉综要、任脉图、任脉综要、脏腑全图、脏腑全图说、经脉主治要穴诀、灸法须知、标本、水宜、食物、脉诀"。

卷二治证综要，包括多种疾病的治疗，其中以灸法为主并配合药物治疗，收录了很多乡野医生的经验方，用药简单、方便、实用。该卷共收录108种疾病，分大人科（相当于现代医学的内科）疾病73个、幼科疾病13个、妇科疾病7个、外科疾病4个、救急疾病11个。其具体病种包括：

大人科：中风（附厉风、癜风、厉节风）、鹤膝风、毒骨疳、癫狂、风痫、喜笑不休、健忘、惊悸、痉痓、厥病（附手颤）、伤寒（附伤风）、中寒（附恶寒）、中暑、热证、虐证、痼冷、中气、中恶、血晕、食厥、痰厥、中火、瘟疫、失血、痢疾、泄泻、脱肛、痔漏（附悬痈）、闭结、关格、遗溺、遗精、淋闭、霍乱、青筋、呕吐、翻胃、鼓胀、痞满、水肿、积聚、痰饮、消渴、内伤、头痛、牙痛、咽喉、咳嗽、哮喘、咳逆、腹痛、腰痛、胁痛、诸痛、脚气、痿躄、石疝、血疝、筋疝、气疝、狐疝、寒疝、肾气、偏坠。

幼科：由于幼科与大人科诊断治疗方法的不同，该书在幼科开篇首先介绍了小儿相貌以及食指三关的诊断，四诊和参，望、闻、问、切方面都详细论述。在诊疗方法之后，具体病种包括：急惊、慢惊、痫症、诸热、疳症、初生、三朝、夜啼、重舌、患眼、瓜棚疮、麻疹。

妇科：虚劳、月事、交媾、妊娠、产育、产前、产后。

外科：痈疽、痈疽发背、痈疽疔毒疮、背痈疽。

救急：服毒、自缢、溺死、魇压、寒冻、暑热、中死、坠跌、穿舌、烟熏、伏气。

卷三肿疡主治类方，为治疗外科病的一些药方，包括内服、外洗、外敷等多种方剂共计90首，其中大部分是从一些传世的外科著作如《外科正宗》《外科心法》《医心方》《医宗金鉴》等所收载，所收方剂包括："肿疡主治类方""肿疡敷贴类方"“溃疡主治类方”“洗涤类方”“膏药类方”“麻药类方”“去腐类方”
“生肌类方”。具体方剂包括：

肿疡主治类方：仙方活命饮、神授卫生方、清热消风散、乳香黄芪散、内疏
黄连汤、回阳三建汤、竹叶黄芪汤、内消散、内固清心散、神功内托散、复元通
气散、双解贵金丸、黍米寸金丹、麦灵丹、保安万灵丹。

肿疡敷贴类方：如意黄金散、五龙膏、四虎散、真君妙贴散、二青散、坎宫
锭子、离宫锭子、白锭子、蝌蚪拔毒散、二味败毒散、回阳玉龙膏、冲和膏、铁
桶膏、乌龙膏、神效千槌膏、马齿苋膏。

溃疡主治类方：四君子汤、四物汤、八珍汤、十全大补汤、人参养荣汤、内
补黄芪汤、异功散、理中汤、六君子汤、香砂六君子汤、托里定痛汤、圣愈汤、
柴胡四物汤、地骨皮饮、知柏四物汤、三黄四物汤、补中益气汤、人参黄芪汤、
独参汤、温胃饮、橘皮竹茹汤、胃爱丸、清震汤、二神丸、加味地黄丸、参术膏、
八仙膏。

洗涤类方：葱归溻肿汤、艾茸敷法、猪蹄汤。

膏药类方：万应膏、绀珠膏、魏香散、陀僧膏、巴膏方、亚圣膏、绛珠膏、
绛红膏、加味太乙膏、白膏药、化腐紫霞膏、贝叶膏、碧螺膏。

麻药类方：琼酥散、整骨麻药、外敷麻药。

去腐类方：白降丹、红升丹、元珠膏。

生肌类方：生肌定痛散、轻乳生肌散、姜矾散、腐尽生肌散、月白珍珠散、
五色灵药、生肌玉红膏、莹珠散、吕祖一枝梅。

3.《采艾编翼》的内容考证

据暨南大学何扬子教授考证，《采艾编翼》中有大量后人掺入的《医宗金鉴·
外科心法要诀》的内容，计有：卷首“十二经循行部位歌”至第 21 页的“足膝外
内歌”，共 5 首歌诀及注释和 8 个图谱；卷一第 99 页“分配藏府脉图”至第 121
页“肿疡溃疡结代脉歌”，共 1 个图谱及按语和 28 首歌诀及注释；卷三“肿疡主
治类方”“肿疡敷贴类方”“溃疡主治类方”“洗涤类方”“膏药类方”“去腐类
方”“生肌类方”的全部内容均辑录自《医宗金鉴》卷六十二。其中《采艾编翼》

第 274 页与 275 页之间上下文无法连贯，对照《医宗金鉴》此处缺少琥珀蜡矾丸、护心丸、透脓散和托里消毒散等 4 首方剂，显然是脱页。还有数处脱字：如第 289 页"草乌狼毒半夏南星各等份"缺"乌""狼毒""各"字；第 290 页"真君妙贴散"缺"妙"字；第 304 页"溃疡主治类方"缺"方"字；第 305 页"八珍汤"缺"珍"字等。

由于《采艾编翼》约成书于康熙五十年（1711 年），早于《医宗金鉴》刊行的乾隆七年（1742 年）30 余年，因此，成书时加入上述内容的可能性不大。但是，由于该书成书后没有及时刊行，藏于叶茶山家中，并已残阙几半，并经过多番周折，终于在成书后近百年的嘉庆十年（1805 年）由叶氏三兄弟"检视校订，阅两月而编就"，并刊行出版，因此这些内容很可能为叶茶山三兄弟从《医宗金鉴》中加进来。

4.《采艾编翼》内容特点

（1）图文并茂，内容简明扼要。

《采艾编翼》是一本关于艾灸的专著，选准经络穴位是治疗的关键，因此，在该书卷一即为经络走行、综要的介绍，包括了十二经巡行歌诀、十四经脉巡行图及综要以及脏腑全图等，共载插图 24 幅，包括头前正面图、头后项颈图、胸腹图、脊背图、手膊臂外图、手膊臂内图、足膝外图、足膝内图、十二经巡行图及任督二脉巡行图、脏腑全图、分配脏腑脉图等。图文并茂，更好地解释了经脉巡行路线及穴位定位等。卷二幼科部分，由于小儿四诊的特殊性，为了更好地说明面部及虎口各部所候的病证，书中载入 4 幅图用以说明，使读者更好地了解幼科的诊疗方法。

该书内容简明扼要，对经脉俞穴的描述大部分采用五言、七言歌诀的形式，朗朗上口，便于诵读记忆。如卷一中的经脉主治要穴诀就是"脏五言、腑七言、任督六言"就是以五言歌诀介绍五脏的主要穴位及主治疾病、用七言歌诀记载六腑的主要穴位及主治疾病、用六言歌诀记载任督二脉的主要穴位及主治疾病。如："肺经手太阴，云门气逆寻，尺泽厍要穴，不汗孔最鍼，列缺因虚实，太渊目白心。"卷二中关于伤寒的六经传变及治疗也是运用七言歌诀如"三阳三阴次第症治歌"："无汗恶寒太阳起，头痛项强腰骨痹，鼻干目痛渴阳明，胃实宜大柴胡理，少阳和解小柴胡，寒热往来肝胆治，桂枝大黄解太阴，腹满咽干或自利，少阴时用五苓散，祛湿能通小便秘，厥阴囊缩腹阴寒，附子干姜或有济。最怕寒邪直中阴，急蒸脐腹回元气。"

对于其他内容也都用简洁的语言进行描述。如卷一中的灸法须知："补：元气虚则补其母，如肾水虚则补肺金，艾炷行补法也。泻：邪气实则泻其子，如肾有邪则泻肝木，艾炷行泻法也。疾：热则疾之，疏其盛也。留：寒则留之，使暖气复足也。陷：陷则灸之，邪气未尽，再拔之也。有先泻后补，先补后泻，凡艾将尽，即剔去以口气吹之，吹后除，加以炷或无，热邪则不必吹，剔后除加以炷，炷将尽用指甲一压，此为先泻后补，就本穴而并之。先补后泻则不然，本经虚而邪气未实，则先灸补穴而后泻穴，取他经而除，疏之又曰补火至肉，泻火不至肉。疾谓小炷而急去之，又急加以炷，留则炷略大，任其自尽，陷谓炷一爆加炷，不爆而后已。"言简意赅地介绍了艾灸的各种手法及其作用。

（2）民间经验，经验独特实用。

《采艾编翼》是一本具有鲜明岭南特色的医学著作，书中对所列疾病的病因病机进行分析，针对病因病机进行治疗，对疾病的诊断与治疗都有鲜明的岭南地方特色，收集了大量的民间的诊断治疗经验及单方验方。尤其是针灸方法，配穴简明，操作方便，是散在民间的医学经验的总结。

如卷二中治疗胁痛，"右痛，肝受邪；左痛，肝邪入肺；俱痛，肝火盛，肝气实。脉双弦者肝气怒伤，有余者沉濇（涩）而紧急者痰瘀。治：上脘或用通谷、章门、肝俞（九节）、太冲、阳陵泉、曲泉（内）。药：姜黄片二钱、只（枳）壳二钱、只寔（枳实）一钱、陈皮一钱、半夏一钱、桂心五分、甘草五分，水煎。另磨木香三分调服"。

治疗脱肛："虚寒下坠，有痫追而下，有妇产力遏，肺肾虚，大肠坠或蕴热，大肠湿热。治：百会 两耳间直上旋毛中，长强 尾骨下陷中，公孙 足大指内侧核骨中。药：香附子、荆芥穗、砂仁各等份，共末，每三五钱不等，水二碗，煎数沸，热淋洗，效。又方用桑叶煎汤入矾末洗之，项心以升麻叶捣膏贴之。"

　　该书的卷二的最后一篇搜集了很多急危重病的治疗方法，为后世中医急救的发展提供参考资料，也为中医急诊的临床积累经验，尤其是该书所收集的方法多为简便易行，在缺医少药地区更为方便。

　　服毒：吾邑，山多苦蔓藤叶一名断肠草，食之即痰壅咽喉须臾气绝，冥顽负德者，往往食此破家产，丧己性命。此方活人甚多，凡心头尚暖者可救。先灸涌泉下痰，艾要坚实如黄豆，每三五壮。次灸劳宫退逆气，艾坚如绿豆大，每三五壮，次灸章门疏五脏，艾坚实如绿豆大，每穴三壮，若取穴者取本人两手指尖尽处是。次灸天突，清气，艾坚如米，三壮。

　　白羊血灌之亦效，但恐不便则灸法为速效。

　　自缢：日至暮属阳，身虽冷或可救；暮至旦属阴盛，难活。或夏季夜短于日，或有济耳，急以膝盖或用手厚裹布线紧顶塞死人谷道，使下部不泄气。抱起将绳宽解，切勿割断绳索，从容放，扶正喉咙，侧卧揉其颈，令一人以手掩密其口鼻两人吹其两耳，又一人紧牵其发，另使人伸屈其足，揉摩之，待其气回，渐渐放手，少活以粥汤灌之。

　　溺死：用瓦罐一个，以纸钱一把，烧于罐内即以口覆灌上；另取一罐如法托脐上，冷则复烧如此五六次，七孔水流出即活，即用苏合香丸擦牙或老姜亦可。

　　魇压：凡有溺死、魇死、压死、气死、缢死、打伤死及产晕厥，俱急用半夏为末，如豆大，吹入鼻中，须臾即活。或加藿香、牙皂各一分尤效。醒后宜服红花汤，即用红花、桃仁、苏木各三钱，归尾六钱，石艾咀，用水三盅煎至盅半服，若打死伤死，再入大黄三钱，水煎一二滚去渣服。

　　寒冻：其症四肢强直，口噤有微气者，且慢与火烘，急取米炒令热或热灰用布袋盛，按心头，冷则易之，待其眼开，以温酒或姜汤稀粥灌之，腹内既暖，方可与火烘之。

　　暑热：用温汤摩洗其心腹，切忌冷水；如在路途中，急用路上热土，围其脐，令人尿浸脐中即活。后以姜汤饮之。

　　中死：不可近耳叫唤，但唾其面，咬其脚跟及足大拇指，搁移正卧处，徐徐唤之，原无灯不点灯，待少苏用皂角末吹鼻或雄黄酒灌之。

坠跌：瘀血冲之于心，用豆豉浓煎汁去渣服。若气绝急撬开，便热若灌之。

穿舌：行路急跌，咬穿舌心，用鸡翎蘸米醋刷断处，血即止，随用蒲黄杏仁、硼砂少许为末，蜜调匀成膏，含化即安。

烟熏：用萝卜一片含口中，烟气不能毒。或晒干为末备用乱世。

伏气：入井及古冢中伏气害人者，凡夏季五六七月，不可淘井及入深古冢中，皆有伏气令人闷忽欲死。

共收录 11 个急病的救治方法，其中大部分为行之有效的方法，但由于科学、文化等原因，其中也有些在今人看来早已不用的糟粕，我们可取其精华，用于临床。

（3）灸药并用，多种治疗方法并用。

《采艾编翼》是一本岭南艾灸专著，灸药并用是其最大的特色，书中大部分疾病的治疗都是先艾灸，然后再给与方药配合治疗。方药可以减轻艾灸的温燥之性，更适合岭南湿热的气候条件，而艾灸不仅是艾叶本身温通经络，直达病所，更可以将汤药的药效带到所需的经络，起到引经药的作用，因此灸药相得益彰，疗效更加显著。

除了灸药并用之外，该书中记载了大量的外治法治疗各种疾病，在很多疾病的治疗上，除了艾灸、方药之外，还有外洗、熏蒸、敷贴等方法。如治疗中风：

"率昏、牙紧乃风痰。左不遂为瘫，右不遂为痪，左为血虚，右为气虚。脉宜浮迟，忌急疾太数。中腑着四肢，能言，身温得汗自愈，中脏滞九窍，不省人事，唇青身冷者危。若昏迷，则先神庭、百会、中脘而下，痰涎上壅则先涌泉、然后合谷、气海而上。反此者误人。主穴：神庭、百会择用或连用，涌泉、合谷连用。次则中脘、膻中、气海、通谷。加减：瘫痪搐搦用合谷、曲池、太冲、阳陵泉。口眼㖞斜用地仓、颊车。不省人事用中冲，或加间使。再不醒加大敦、三阴交，危急加人中。"并提出艾灸后的护理："灸后即以姜汤灌之或牛黄丸加竹沥姜汁各三茶匙服，至于背部乃应缓，待其苏醒定，方可灸，切不可翻动，防痰壅魄散不治。有口口口不同（此处原文缺三字），须以所中之经应之。如中肺经、则灸肺俞云云，余可数推。"

除了穴位针灸以及灸后汤药灌服之外，书中还记载了其他方法，如：

"松叶酒　治中风后口眼㖞斜诸方不效。青松叶一斛，细柞木石臼捣令汁出，生绢袋盛以清酒一斗浸二宿，一宿初半升，渐至一升头面出汗为度。

桃叶蒸　治中风后项强不能回顾，掘黄地作坑，烧令通赤，以水洒之即用桃叶铺其下令患人卧之，多着桃叶在项下，蒸令汁出即瘥。

探吐散　治中风后腹中切痛，食盐半斛，熬，令水尽着口中，以热汤吞下得吐痰即好。如不吐以鹅鸭毛探吐。

柳白皮　治风毒肿气急作痛　柳白皮一斛，细锉，煮令热，布裹熨肿处。

豆豉饮　治中缓风，四肢不收　豉三升　水九升，煮至三升，分三服，日二服，酒饮亦可。

俞风汤　治半身不遂，手足欠利，语言费力，呵欠喷嚏，口眼㖞斜宽弛，头目眩晕，痰火炽盛，筋骨时痛，头痛心悸。

川芎一钱一分　当归一钱二分　生地黄八分、姜汁炒　熟地黄八分、姜汁炒

红花四分、酒炒　牛膝八分、酒炒　半夏一钱、姜制　　甘草四分炙

橘红八分盐水洗　羌活六分　　　防风六分　　　　天麻一钱

南星一钱　　　白术一钱五分　白茯苓一钱　　　桂枝六分（冬月七分）

黄芩八分酒制　酸枣仁八分炒　白芍一钱酒炒　　黄柏三分酒炒

右一剂，水二盅，煎一盅，临入姜汁、竹沥各二茶匙，清晨温服，此药活血消痰，疏风，顺气表，利关节，屡用见效　冬月减黄芩三分加炮川乌二分，桂枝亦减半，风病减川乌、桂枝、羌活。风病要药，若寒冬遇有感冒，加至一钱。"

（4）精心炮制，药物剂型多样。

除了灸药并用之外，该书对药物的炮制也颇有考究，有些药物的炮制方法至今没有文献记载，如商陆的"酒煮"，木鳖子的"磨醋"，荷叶的"蒸"，山蕉的"去皮盐水炒"，以及用治水肿、需要炒黄的干鸡屎，治疗中风口眼㖞斜的捣汁酒浸后服用的松叶，紫荆皮的"老酒煎"，蒲公英的"槌酒"，治疗跌打、六畜中毒需用的"炒，无灰酒磨"的松节，蓖麻子、枣肉用人乳炮制的方法。

方药的各种剂型应用也较多，包括膏、丹、丸、散、酒等剂型，如温胆汤、

十神汤、琥珀膏、安神丸、二圣救苦散、禹功散、蜂房散、松叶酒、硫黄酒等。多种剂型，因人因病而异，这既是中医的特色，亦是作者本人严谨治学，实事求是，博采众方，全面发展的体现。

《采艾编翼》是明清时期岭南地区一本重要艾灸专著，书中记载了大量岭南地区实用的疾病治疗经验，但目前中医界对其研究较少，除中医古籍出版社根据中医研究院珍藏的嘉庆十年六艺堂刻本影印的影印本之外，尚无点校本，因此，该书具有较高的研究挖掘价值，是岭南医学宝库中的尚待雕琢的一枚璞玉。

陈复正

生平

陈复正（1736—1795），字飞霞，惠州府（今广东省惠州市）人，清代著名儿科学家。

陈复正自小聪颖好学，网罗百家，淹贯群言，于《周易》《尚书》《参同契》诸书皆穷其枢要。因体弱多病，陈复正专心医道，钻研岐黄，立志成为济世良医，曾拜罗浮山一位有名的道士长际天师为师，道士不但是玄门正宗，还精通医学，在罗浮山上修道治病，济世救人。陈复正拜师后就被带到罗浮山，除了学习道家修炼之术外，尽得道士卓越医技。

陈复正学成之后，他下山济世，竹杖芒鞋，云游四海，天真疏放，俯仰游情方外，人称飞霞道士。所至之处，救死扶伤，多有奇效，尤其擅长幼科，行医四十年，治愈患者无数。陈复正不仅医术高明，而且医德高尚，为穷苦患者治病，不仅不收疗资，更资以药物。因其慈悲为怀，医术高明，世人尊称其为修士、炼师。

陈复正晚年定居遂阳种杏草堂，对当时赫赫有名的大型医学丛书《医宗金鉴》有关儿科内容的欠缺，特别是面对当时不少庸医不论外感内伤，遇发热则以"惊风"而妄治的实际，深感忧虑。他指出："《医宗金鉴》遍周海宇……惟幼科一门，不无遗憾。虽喻嘉言微启其端，而其言未竟。予每读惊风之书未尝不三叹而流涕。"有感于此，陈复正立志对儿科证治进行刻苦研究，乃取历代幼科诸书，参互考订，去粗存精，去伪存真，加之本人临证心得，附以经验之方于乾隆十五年（1750年）辑订《幼幼集成》，刊行面世。是书共六卷，前四卷载儿科诊断、主要疾病、杂证及疮疡证治，除列有一般主治方药外，并载有经验方及外治法。后二卷载其重加整理删润的万氏痘麻歌赋。全书论证条分缕析，义理明确，论治存精去浮，选取切实有效之方，汇集整理古人的儿科理论知识，并就个人经验提出了自己的看法，阐明对儿科学的独特见解，内容较为全面。"自胎禀护持，迄于甫生稍长，诸凡病因治要，罔不具备于册"。《幼幼集成》是流传最广的岭南儿科名著，奠定了陈复正在中医儿科学的重要地位。

学术思想

陈复正在继承前人理论的基础上对许多病证的论述又各有所见地，发前人所未发。于幼科尤有研究，他崇尚有本之学，又能力主创新，有驳有立，力辟陋习，勇于变通。学术主张可基本上分为三点：一是他不同意历来关于小儿痉证的认识，而将伤寒病痉、杂病致搐、竭绝脱证等统称为"搐"，并具体分成三类，即：伤寒病痉为"误搐"，杂病致搐为"类搐"，竭绝脱证为"非搐"。陈氏认为这样一来，便可"条分缕析，证治判然"。名目既正，辨证亦随之而明，治疗自然无惑。二是他反对把婴儿视为"一团阳火"的观点。指出：后人误信此说，肆用寒凉，伤脾败胃，致人夭亡，贻害无穷。三是积极提倡"火功"，认为是"幼科第一要务"。他说："抢救急症，无捷于此法，只是过去所传，悉犯关门逐盗之戒，不仅无益，反而有害，遂以"异授神火，绘图作歌，公诸同志"，则"急迫之际，可以回春顷刻"。学术余绪，影响深远。

陈复正临证四十余载，是一位学验俱丰的临床大家。他从临床实际出发，以辨证的观点分析了指纹诊法形成的机制以及前人对指纹诊法产生两种不同看法的原因，客观中肯地评价了指纹诊法的意义，认为幼小婴儿语言不能通，切脉部位短小，更易受啼哭叫扰而影响气血脉象，古人发明指纹诊法可弥补四诊的不足，并将繁杂的指纹诊法归纳为浮沉分表里，红紫辨寒热，淡滞定虚实，三关测轻重。以简驭繁，更切合儿科临床实际，故为后世作为指纹诊法的辨证纲领而延用至今。现代研究的结果已经证实陈复正的指纹诊法理论的科学性及对儿科临床的实用性。

脉法上陈复正认为，小儿脉微难凭，不易辨清，即在内经脉法与钱仲阳直诀脉法的基础上列出浮沉迟数虚实六脉，即以浮沉分表里，迟数辨寒热，有力无力判虚实，尤适用于儿科临床。

陈氏治学特点之一，就是重视搜集民间有效方药，并广泛应用于儿科临床。故他在各证正方之后，每附以简便方。这些简便方，均具有廉、便、验之特点，颇为后学称道。据粗略统计，书中共收载简便方170余首。如马齿苋、鸦胆子治痢疾；生姜汁疗呕吐；苦楝皮根驱虫；蝉蜕主夜啼等，皆是行之有效、为后世习用之方药。诚如其云："若能留心记览，随宜酌用，其利无穷。"斯言洵非虚语。

陈复正亦根据自己的临床经验，创制了许多对儿科临床行之有效的独特方剂。如集成沆瀣丹，方中黄芩、黄柏、大黄分别清上、下、中焦之热并兼有推陈致新活血除烦之功，能导三焦郁火，从魄门而出；犹虑苦寒凝腻，复加槟榔、枳壳之辛散，为行气利痰之佐使；川芎、薄荷引头面风热，从高而下趋；连翘解毒除烦；赤芍调荣活血；牵牛利水，走气分而舒郁；滑石清润，抑阳火而扶阴，又能引邪热从小便而出。该方配伍独到，用治疗小儿一切胎毒胎黄等实热之证，可谓良方。

他从"小儿脏腑未充，则药物不能多受"的观点出发，在多年的临床实践中，创立了不少适宜小儿的外治法。诸如按摩、热敷、贴药、针挑、刮痧、磁锋砭法、吹药、蜜导、探吐等。又如"神奇外治法"节中，列疏表、清里、解烦、开闭、引痰、暖痰、纳气、通脉、定痛九法，其法取材容易，简单易行，又免小儿服药之苦和针砭皮肉之痛，疗效亦佳。此"九法非古书所有，实予异授心传，经验既久，神应无方"，故他称上述外治法为"神奇外治法"。如小便不通用探吐法，大便不通用蜜导法，咽喉疼痛用吹药法，丹毒用磁锋砭法，腹痛用热敷法，痰嗽用贴药法，如此等等，不一而足，皆取良效。

此外，值得一提的是，陈氏受夏禹铸灯火疗法的影响，于外治法中尤崇是法。夏氏的灯火疗法确有其独到经验，陈氏经过多年的临床应用，认为"火功"能疏风解表、行气利痰、解郁开胸、醒昏定搐。对脐风、伤寒痉证、角弓反张、眼目斜视、抽搐及一切风闭、火闭、痰闭、气闭、乍然卒死者，可立见其功。故他在《幼幼集成》卷一中详尽地论述了用火口诀，用火宜忌，并绘图作歌，附夏氏治脐风灯火法，以俟后学应用。

何梦瑶

生平

何梦瑶（1692—1764），字报之，号西池，晚年自称研农，广东南海县（今佛山市南海区）云津堡人（今属西樵乡崇北村大沙组），清代康熙至乾隆（1662—1795 年）年间的岭南名医。

何梦瑶自幼"颖悟绝伦，十岁能文，十三工诗"，不仅通晓百家之言，而且对文学、音律、算术、历法等均有研究，尤其以诗词闻名。何梦瑶自小就才思敏捷，对事物也有自己的见解，尤其是与一帮朋友把酒言欢，抵足而谈，在酒酣耳热之时，"纵谈古今世事，烛屡跋不肯休"，而且"极论西历、平弧、三角、八线等法"，说明其对西方文化及自然科学也有相当的了解。

康熙六十年（1721 年），何梦瑶时年 29 岁，遇长州天牧惠士奇（康熙进士）到广东督学，在官邸羊城九曜官署（今广州教育路南方戏院）考查广东学政选拔出来准备参加贡试的生员们，何梦瑶作为生员也在考查之列。面对惠士奇的提问，何梦瑶对答如流，使之对其甚为器重，收其认为"入室弟子"，亲自为何梦瑶传道授业，并与劳考兴、吴世忠、罗天尺、苏珥、陈世和、陈海六、吴秋等一时并起，故有"惠门八子"之称。（《清史稿·何梦瑶》）。雍正二年（1724 年），大学士惠士奇再次督粤学，考举优行，特免何梦瑶检试，且曰"何生文行并优，吾所素悉"

并赞誉何梦瑶为"南海明珠"。

何梦瑶自幼体弱多病，经常因为生病而耽误课业，深感"医虽小道，亦道也"，因为自身的需要对医学产生了浓厚的兴趣。于是，他在诵读经史习举子业之余，开始接触医学书籍，专心"诵岐黄家言"，且各类知识都能触类旁通。雍正七年（1729年），何梦瑶参加拔贡（清代选拔国子监生员的一种考试）科举，考官以水利设题试之，他对答时，却"以医喻，娓娓千言"，受到了当时的学政顾公的赏识，"拔置第一"，顺利通过了拔贡的考试。"拔贡"旋领，雍正八年（1730年）38岁的何梦瑶参加科试联捷而登进士第，进入仕途，官历广西义宁、阳朔、岑溪、思恩等县令，以及奉天辽阳州牧。何梦瑶做官廉明谨慎，断狱如神，在地方上革除弊治，是"治狱明慎，宿弊革除，有神君之称"，在老百姓中口碑极高；他为人正直，为官清廉，两袖清风，常"不名一钱"，且"贫不能具舟车"。他博学多通，任岑溪县宰时修撰地方志书，又创办书院义学，师生修脯膏火田自何氏而始。他关心民众疾苦，热心为百姓治病，由于他自幼多读医书，对岐黄之术了然于心，所以虽然没有拜于名医门下，但依然医术了得。他在处理日常政务之后，就行走于民间，"风益烟江，霜轮沙碛"，为百姓治病，且疗效显著。他在做思恩县令之时，其县疠疫流行，他施医赠药，活人无数，其他人抄了他的方子到其他的郡邑施治，也救活了很多人。

但是，当医生治病救人毕竟只是何梦瑶的兼职，人在仕途，身不由己，他依然要鞍前马后，迎来送往，对于官场的明争暗斗，正直的何梦瑶时时流露出不满和厌倦的心绪。在《五十》诗中，他写道："不信今朝刚五十，依然四十九头烦。诗惭鼻祖称才子，医笑头衔署大夫。老矣不能为也已，时哉其可失之乎？廿年文酒无多日，盍早休官拟白苏。"

乾隆十五年（1750年），58岁的何梦瑶弃官自辽阳归故里，在羊城遇到同为"惠门八子"的罗天尺。想起当初在惠士奇门下治学之时都是意气风发、激扬文字的少壮之年，再次相见却已发白齿豁，步履蹒跚，两人"共话前尘，恍然若梦"。弃官归来的何梦瑶潜心学术，热心医学教育，出任广州粤秀书院、越华书院、肇庆端溪书院院长，桃李满天下。他的学生仅乾隆十七年（1752年）计有番禺崔银士、广府陈简在、南海罗鼎臣等47人。师承其医术者，有南海郭元峰，新会陈国栋、郁南庞遇圣、钟时炯，番禺潘湛深，中山黄培芳等，广东地方文献均有记载。其子何之蛟、曾孙何清臣，亦以医名于世；何氏家族，传至九代，至今仍有人行医。

著作

何梦瑶博学多才，涉猎广泛，各学科触类旁通，又喜欢写作，故其著作等身，计有：

1. 医学类著作

医学类著作：《医碥》七卷；《人子须知》四卷，何氏遗稿，佛山僧互禅校订；《三科辑要》两卷；《伤寒论近言》不分卷；《追痨仙方》上下两卷；《神效脚气方》四卷；《幼科良方》《痘疹良方》《妇科良方》，上三书均不分卷；《医方全书》十二册。

2. 经史类著作

经史类著作：《皇极经世易知》，古代哲学易学类书籍八卷；《算迪》，古代算术书籍八卷；《庚和录》，古代音乐声学书籍二卷；《匊芳园诗钞》，古代文学书籍八卷；《岑溪县志》，古代历史学书籍四卷。

此外，何梦瑶著述还有：《绀山医案》《针灸吹云》《三角辑要》《移橙余话》《比例尺解》《紫棉楼乐府》《罗浮梦暖》《秋匋金钱隘纪闻》《庄子故》《肇庆府志》《制义然除》《胡金竹梅花四体诗笺》《大沙古迹诗》《金合匊芳园诗续钞》等，地方志均有载其书目，惜未见闻，未知是否传世。

学术成就

何梦瑶的医学思想主要宗于明代著名医家王肯堂。他极力推崇王氏，几乎把王氏当作自己的楷模，亦步亦趋学着他。何梦瑶认为，他和王肯堂"心有灵犀一点通"，他们的相通之处，不仅在于他俩的社会经历、嗜好相类似（都是进士、博通百家、兼研岐黄，平生无他嗜好，均好著书），而且更重要的，在于他俩的思想相类似，即"无所偏倚"。他俩不管从事政事或著书立说，都持着这思想。王肯堂采取无所偏倚的态度，采撷明代以前医学之精华，辑成《证治准绳》。何梦瑶对此书很是推崇，誉之为"近代书之冠"（《医碥》辛序）。他不仅自己习诵，而且还"虑其奥博难读"，怕"读者卒未易得其指归"，便以《证治准绳》为蓝本，"芟其繁芜，疏其湮郁，参以己见，泐为一书"，名曰《医碥》，共七卷，以作为《证治准绳》的羽翼。此书是何梦瑶的医学代表作，命名为《医碥》，有两个含义：一是所谓"碥"，即将登车的履石，作者想让初学者，借此以登，如履碥石。二是针对当时在医学领域上有一般偏温补之风，含有针砭时医弊病之意。

何梦瑶对中医理论、外感热病与传染病、内科杂病、妇科、儿科以及方剂药物等，学术上均有很深造诣，试以分述。

1. 首论脏腑，提出五脏配五行

何梦瑶学术上重视中医基础理论，《医碥》开篇首论脏腑，用简括之笔叙述五脏六腑生理功能及其解剖位置，说得具体清楚而大致不差，二三百年前能做如此描述实属难得。而更重要的是，其对五脏与五行的关系，对五脏之间互相关联性的认识，论述非常精辟，为历代医家少有。

究竟是五行配五脏还是五脏配五行？一般以五行配五脏指导脏腑，历代医书首论阴阳五行然后将五脏归属于五行之中，即使是今天之中医基础理论教材亦先论五行学说，然后再述脏腑学说，用五行归类五脏。而何梦瑶提出"五脏配五行八卦说"，认为心、肺、脾、肝、肾为五脏，五脏配五行八卦（阴阳），心肺位居膈上，心属火于卦为离，肺位尤高故属乾金，肝肾位下，肝于象为木，肾为黄泉之分属坎水，脾脏居中，为上下升降之枢纽。肾水上升，由肝木之吸引；心火下降，由肺金之敛抑；脾为行运其气于上下左右，犹土之布化于四时，此乃五脏配五行之关系。

2. 外感热病与传染病

何梦瑶生于广东，久居南方，岭南地卑土薄，气候炎热，春夏淫雨，秋冬无雪，在长期的医疗实践中，他仔细观察研究在热带、亚热带地理气候条件下，人体病变尤其是时病的发生与传变规律，学术论点主要有三：

（1）有关四时外感热病。何梦瑶对王叔和撰次《注解伤寒论·伤寒例第三》有很深研究，何梦瑶著《伤寒论近言》，开篇即列提纲曰："冬伤于寒，诚以冬月风寒严厉，最能伤人也。当分直中寒证，传经热证。直中者，因其人平日虚寒，阳气衰微，不能捍卫乎外，寒邪得以直入，深中脏腑，此是阴寒之证。传经者，其人平素壮实，或虽虚而有火，寒邪虽厉，内之阳气足以拒之，深入不能，止伤其外，皮肤受寒，则阴凝之气，足以闭固腠理，而本身之阳气，不能发泄于外，是以郁而为热，使能为之发散在表之寒邪，则腠理开、郁热泄，可立愈矣。否则热不能外泄，势必内攻，而由浅入深，以经脉为传送之道路。盖经脉内系脏腑，外行躯肌，如江河之行于地，然后过都越国，必由江河以达，故曰传经。此则所伤者，虽为外之风寒，而所病者实以内之郁热也。"

何梦瑶认为伤寒当分为直中寒证、传经热证两种，理论依据引王叔和序例《阴阳大论》云："春气温和，夏气暑热，秋气清凉，冬气冷冽，此则四时正气之序也。冬时严寒，万类深藏，君子固密，则不伤于寒，触冒之者，乃名伤寒耳。其伤于四时之气，皆能为病，以伤寒为毒者，以其最成杀厉之气也。中而即病者，名曰伤寒。不即病者，寒毒藏于肌肤，至春变为温病，至夏变为暑病。暑病热极，重于温也。"

（2）各种内伤热病。岭南地区，火热为病之广泛，既有外感者，亦有内伤者。何梦瑶运用脏腑经络学说，将临证所见各种火热证象，进行研究分析归类治疗。《医碥》有"发热"专篇云："发热者，热之发现于肌表也。凡病多发热，热生于火，火本于气，丹溪谓气有余便是火，其义可见，其理不外气乖与气郁二端。"对内伤发热是赞同朱丹溪"气有余便是火"的学术观点，同时又赞同李东垣"五脏有邪，各有身热，其状各异"说法，认为热分脏腑经络、热分三焦、热分昼夜气血、热分虚实，根据病位不同可分别选用泻白散、凉膈散、白虎汤、地骨皮散、黄芩一物煎、丹溪清金丸、黄连泻心汤、导赤散之类治之。治疗火热诸证用药，何梦瑶对肺脏较为重视，肺主气，气有余便是火，黄芩一物煎、丹溪清金丸泻肺中血分之火、泻白散泻肺中气分之火。

（3）瘟疫传染病。发热是传染病主要特点，何梦瑶在广西思恩县有亲自参加防治瘟疫传染病的医疗实践，认为瘟疫不同于伤寒，是特异的致病物质侵袭人体而致病，他说："瘟疫非伤寒也，世医误以为伤寒矣。伤寒感天地之常气，此感天地之疠气也。邪自口鼻入，内不客脏腑，外不客经，舍于伏脊之内，去表不远，附近于胃，乃表里分界，是为半表半里，《针经》所谓横连膜原是也。"

3. 内科疑难杂病诊治

（1）脚气病。脚气为南人时有最险之症，而又未见专书，何梦瑶校辑《神效脚气方》四卷。江东岭南瘴毒脚气，以致痰壅语涩成水气，有阴阳干湿之异证。治法固多，唯孙思邈云不得大补，亦不得大泻。何梦瑶以风引汤方，治脚气痹挛风毒攻注腰脚疼痛；牛膝汤方，治脚气手足缓弱腰膝痹痛，上热下冷，或心闷，或呕逆。

（2）痨病。肺痨病本属传染病，因风、劳、蛊、膈为内科四大证，故列于此。何梦瑶辑录《追痨仙方》上下两卷，论述痨瘵五传诸证、治法方药等。

（3）论中湿。何梦瑶基于岭南土薄地卑，气候潮湿，濒海炎热，人多湿病的特点，对冒雨卧湿、岚瘴熏蒸之外感湿病和脾虚而致的内伤湿病，做了精湛的论述。因此，他把湿病病机归纳为气血流通阻滞。治疗上强调合理运用理脾祛湿之法治疗各种湿病的作用，书中记载了其运用祛湿药物的经验：以苍术、茯苓、猪苓、木通等为通用药，丰富的用药经验值得重视。

（4）虚损病。何谓虚损？何梦瑶认为："虚者血气不足，久则肌肤脏腑亦渐消损，故曰虚损。"虚损如何形成？他认为与劳力、劳心、劳房有关。劳者，久为病苦，不得安息，如劳苦不息者然。虚损病传变机制是什么呢？他引《难经》14难语，认为："积伤而成劳，积劳而成极，非一朝一夕之故也。损阳者，自上而下，初损肺，皮聚毛落；二损心，血脉空虚；三损脾，饮食不为肌肤；四损肝，胁痛筋病；五损肾，骨痿不能起床，损至肾则死矣。所谓五脏之伤，穷必及肾。损阴者则反此，自下而上，至肺而死，所谓内伤以有咳嗽为重。"他对慢性消耗性虚损性疾病治疗，归纳为五藏之伤肾为最重，大纲须分气血阴阳，所谓阴阳，皆指肾言。阳虚者，肾中之火虚也，脉有尺必弱，八味丸主之。阴虚者，肾中之水虚也，脉必细数，六味丸主之。其还善用滋阴降火，填精养血诸法，认为虚损之疾百脉空虚，非黏腻之物填之不能实，非滋润之物濡之不能润，久病虚寒者力荐温补之功，或加煎膏剂，或食物疗法，或脏器疗法等，实属经验之谈。

何梦瑶对岭南医学文化所做的贡献是巨大的，广东人民为纪念这位杰出的医学家，在鸟瞰广州市的越秀山顶镇海楼广州历史博物馆内，尊放着他的肖像及《医碥》木刻本，供后人瞻仰。国家卫生部也把何梦瑶《医碥》列为第二批重点校勘整理中医古籍，1995年已由邓铁涛等点校，人民卫生出版社出版。何梦瑶像一颗璀璨的明珠，永远在南海边绽放着耀眼的光芒，指引着后来者。

何克谏

生平

何克谏,名其言,又名谏,号青萝山人,广东番禺县沙湾人。沙湾何氏是广州地区的名门望族,书香世家,其初祖何棠兄弟六人皆为宋代学士,于南宋绍定六年(1233年)由世祖何人鉴移居广东沙湾,繁衍生息,财丁兴旺,富甲全县。何氏大宗祠即著名的"留耕堂",始建于元世祖至元十二年(1275年),经过多次重建修补,曾作为番禺历史博物馆收藏何克谏塑像,现是广东省重点文物保护单位。

何克谏是番禺沙湾何氏家族的第十五世孙,约生于明代崇祯六年(1633年)。世家出身的何克谏,本来是逃不脱业儒致仕求个功名、光宗耀祖的人生道路,若是没有后来的明代灭亡,没有文人心中那"忠臣不事二主"的气节,也许岭南便会就此失去一个医药学家而仅仅多了一个剃发易服的汉族官员。而最终,自幼习举子业的他弃儒从医,只因在他约26岁时,清政府入主广东,何克谏不愿出仕异族,于是随父何净德、兄何景雪隐居故里。

沙湾镇南有青萝嶂,绵延几十里,层峦叠翠,花木葱茏。何克谏在此采药著书,并为乡邻治病,自号为青萝山人。岭南三大诗人之一的陈恭尹在为何克谏八十六岁大寿的祝寿诗中说"姓名不愧何高士,甲子终虚宋永初。七字题诗成白社,千峰采药散比闾",陈恭尹还赞何克谏"落落乾坤觉汝资"。何克谏的父亲何净德,兄何景雪均能诗。李云子有诗赠何净德:"经术逢时早避秦,遨游今已得闲身,庭前双凤能娱老,云外飞鸿不傍人。居士久推莲社长,古风犹见葛天民,门临江水通渔父,大石垂竿学渭滨。"可见他们当时在农村的生活情况。

何克谏留心农村使用草药的经验,长期在民间应用草药治病,体会其效胜似岐黄妙术。康熙五十年(1711年),还拜一位道士为师,从友延师,授其草性,博览药味合成之方。在此基础上,结合自己的用药经验,著成《生草药性备要》二卷,主要记载广东地区特有的生草药的形态、功效和用法,以便于学习和推广。该书虽然简短朴素,但选药精当,疗效确实,富有特色,是第一部地方性民间草药专著。正如后世萧步丹指出的,"前清何克谏有《生草药性备要》一书……于岭南生草药,采集颇多,足见苦心孤诣"。

何克谏还同其侄何省轩一起,编有《增补食物本草备考》两卷。该书系根据西湖沈李龙所纂辑的《食物本草会纂》删订而成。原书系沈氏收集前医家孙思邈、陈良士、咎殷等人有关食疗的论述,摘其精粹,编成8卷,载药物624种,附图367幅,书成于康熙二十九年(1690年)。何氏在原书基础上去其芜杂,取其精粹,并结合岭南的食疗特点,编成8类,383种,附食疗方14条。不仅药味增删颇多,体例亦大为简化。该书与《生草药性备要》重视食物辅助治疗的学术思想互相呼应,是岭南地区食疗经验的第一次总结,对岭南食疗的发展有一定的影响,后世赵寅谷《本草求原》的食疗部分即据此书编成。

著作

据今人冼玉清考证,《生草药性备要》约成书于1717年或稍后,因其简朴实用而一再刻版重印,版本较多,由于何克谏写成《生草药性备要》时,大量地运用方言俗字,又极为简略,加上版刻不精,均导致了后世翻刻、排印本的错误。自赵寅谷首次对该书的用字、行文加以规范和整理后,萧步丹、徐子真又大量引述《生草药性备要》原文,并加以补充和阐释,对于该书的校勘和注释是很有帮助的。因此,《本草求原》《岭南采药录》《生草药实用撮要》以及《生草药性备要》的三个石印本和铅印本，都可作为《生草药性备要》一书研究的重要参考资料。

《生草药性备要》的主要内容和特点

《生草药性备要》分上、下两卷，卷尾附民间中草药验方8条，约13 000字。全书共收载岭南民间常用中草药311种，其中植物药308种。每药虽然论述简短，但基本上包括性味、功用、用法、形态等方面的内容，大致具备传统本草著作的体例。全书内容充实，具有草药运用与中医药理论相结合、岭南草药鲜明的地方特色、岭南草药治病民间经验记述三大特征，语言朴素，切于实用。

1. 草药运用与中医药理论相结合

何克谏认为，凡草药梗方骨对叶者，多属温；梗叶圆者，多属寒。辛补肝泻肺能散，酸补肺泻肝能收，苦补肾泻脾，甜补脾泻心能缓，咸补肾能下，坚淡能利窍渗泄。这是草药性味的理论。性味是中药理论的核心，通过对民间草药的性味进行分析和概括，即可将它们纳入中医药理论体系，便于学习和选用。因此，他在序言中强调"经药品性"，即收集药物，在临床运用中反复区分药物的性味；而后学者当"从其寒热温凉之体"，即借助于性味学习和运用中草药。其对岭南中草药的性味总结，大部分都无前人的记载可供参考，是他自己长期学习和实践的结晶。《生草药性备要》并非简单地将岭南民间草药及用法汇集成书。何氏借助于中医药理论体系，对草药及其运用经验进行整理和归纳，找寻其内在规律，以便于对草药的学习和推广运用。

2. 岭南草药地方特色的记载

岭南气候温暖湿润，草木生长繁盛。仅广东就有蕨类植物和种子植物7 000余种，其中药用植物超过3 000种。何克谏有选择地收录了300余种民间最常用的中草药，以及它们的别名，植物形态，用法特点，成为对岭南中草药的第一次大总结。《生草药性备要》第一次总结了223种岭南中草药的性味，占全部药物的百分之七十以上，且大都准确可靠。

《生草药性备要》共收入了700多个药名，各地药名都是口碑相传，约定俗成，且重音重形而不注重具体用词。何氏以当地民间流传的药名为基础，力求通俗易懂，大部分药名使用至今。其中还记载了不少岭南所独有的品种，如榕树叶、木棉皮、杨桃叶等。不少药名，如蛇总管、痴头婆、樟柳头等，都只在岭南一带使用，受粤方言影响的药名则更多。同时，还注意突出岭南地区的用药特点。如扁豆，中药常用其种子，《生草药性备要》则记载了扁豆的叶、花和根的功用。

另一方面，民间医学重视辨认疾病，药有专攻，并积累了大量的特效药物。《生草药性备要》对有毒药物特别重视，反映了民间对有毒中草药有较深的认识。

3. 岭南草药治病的经验记述

《生草药性备要》以岭南中草药为纲，记载了250多种疾病的民间治疗方法，较全面地反映了岭南民间认识和治疗疾病的特点。病名常为症状名，病因病理简单，运用阴阳五行极少，而重视气血，具有典型的民间医学的特点。载儿科疾病20种，突出了疳积、痘疹、惊风等常见病，介绍了独脚疳等儿科专用药7种，治疳积常用肉类辅助治疗。

《生草药性备要》治法虽然简单，但治疗手段却极丰富。何氏总结了民间的食疗经验，临床上倡导药食同用。《生草药性备要》中选用各种食物达40种，极大地丰富了中草药的内治法。

岭南草药治疗疾病，是在民间对疾病认识的特点和草药功效特点的基础上，常用单味鲜草药入药，辅以各类食物，采取灵活多样的用药方式，内外同治。同时结合疾病的新旧缓急和各种特点，以求取得最佳疗效。

何克谏还与其侄儿何省轩将西湖沈季龙编写的《食物本草会纂》进行增补，编辑成《增补食物本草备考》二卷。何克谏这两部医学著述，尤其是《生草药性备要》，对岭南草药学的发展影响甚大。近人朱晓光已将其点注，收入《岭南本草古籍三种》，1999年1月由中国医药科学技术出版社出版。

何克谏出身豪门却不贪富贵，处江湖之远而不忘民生，为岭南人民的健康做出了贡献，赢得了岭南人民的爱戴和怀念，1985年番禺县重修留耕堂，为何克谏塑像纪念。而沙湾敬老中心有楹联称"绿水青山苍松翠柏，青萝世泽源远流长"，正是对这位先贤的高度评价。

儿科双璧

岭南儿科向来较为发达，从宋代的刘昉到清初的陈复正都是中医史上的儿科名家。明末清初，岭南有两位专治小儿的名家——程康圃和杨鹤龄，因其学术思想既有共通又各有千秋，故而被称为"岭南儿科双璧"。

程康圃与《儿科秘要》

程康圃，名德恒，高明（今广东省佛山市高明区）人。生卒年月不详。查《广东通志》《广州府志》《高明县志》《鹤山县志》等，均无其传。只是从程氏著述的《儿科秘要》刊版年份（1893 年）、印书人序言、后跋中略知，程康圃生当19 世纪，为清代道光至光绪年间（1821—1908）人。据程康圃自言，"余幼读书，年才弱冠，即专业医门，惟凭祖训，今五十年来，所取信于人者，首以小儿之症"。又曰："吾家六代业医，幼科最良。"就是说，程康圃出身医学世家，六代从医，以儿科最为擅长。他幼年读书，便已经接触医书，而且谨守祖训，治病救人，从医五十余年来，口碑最好的，也是小儿之症。他学验俱丰，但直至晚年才敢著书立说，立志把祖传六代的儿科经验及自己临证所得，传于后人。故其《儿科秘要》又名《小儿科家传秘录》。

程康圃《儿科秘要》，成书于清光绪十九年（1893 年）以前。最早的版本，是清光绪十九年广州麟书阁永成堂刊本（简称"麟书阁本"）。麟书阁本首有南海人罗崧骏（芹生）付梓刻印，为是书写的序言，凡例各一篇。至民国八年（1919年）又有广州九耀坊守经堂刊本（简称"守经堂本"），该书与麟书阁本正文内容基本相同。守经堂本末补入了民国八年苍梧（今广西梧州）谢允中（心一）后跋一篇，迨民国二十五年（1936年），有广西黄奕勋、肖九成等人重刊本（简称"民国广西刊本"）。此外，广东省中山图书馆特藏参考室还藏有民国十六年（1927年）手抄本（简称手抄本）。手抄本不撰抄写者姓名，亦无序言后跋，但对原书之错别字却做了一些修改。

程氏之《儿科秘要》，确立了儿科八证即风热、急惊、慢惊、慢脾风、脾虚、疳证、燥火、咳嗽，以及治法六字即平肝、补脾、泻心的学说。儿科八证的提出，是以小儿生理、病理特点作为理论根据的。小儿脏腑娇嫩，形气未充；发病容易，传变迅速。外易受六淫所侵，内易为饮食所伤，程氏提出的儿科八证，概括了儿科临床上一系列常见病、多发病。也是小儿"脏腑柔弱，易虚易实，易寒易热"特点的具体反映。

程氏继承了前人有关小儿"肝常有余、脾常不足、心火常炎"等理论，据此提出儿科平肝、补脾、泻心六字治法，用以指导临床辨证治疗及其用药。在具体运用中，结合儿科八证，使三法衍变成多种多样的具体治法，如平肝之中有疏表、清凉、柔阴、重镇之分；补脾中又与行脾、去湿、消导、升提等相使配伍；泻心之中也有清心热和泻心火之轻重不同。

3. 杨鹤龄与《儿科经验述要》

杨鹤龄（1875—1954），大埔（今广东省大埔县）人。杨鹤龄也是出身医学世家，其祖父杨湘南，庠生出身，儒而通医，于医学素有心得。父亲杨继香（？—1907），承先祖之学，往省城在各善堂及广东育婴堂作为医生，诊治小儿疾患。鹤龄自幼即随父研读医书，稍年长便作为助手在善堂和广东育婴堂帮忙诊视。年仅十七岁，便考取前清官医，成为有"执业资格"的医生。光绪三十三年（1907年），其父继香公殁，鹤龄年三十二岁，克绍箕裘，子承父业，继任广东育婴堂内儿科医生职六年。育婴堂内收养婴幼共分七栅，其中一栅住危重患者，鹤龄把握病机，细心诊治。任职期内，积累了丰富的儿科临床经验。1912年清政府被推翻，

建立国民政府，育婴堂停办。杨氏乃于广州旧仓巷（现中山四路一内街）十七号
设"杨吉祥堂"，悬壶五十多年。因医术精湛，名传遐迩，每日踵门求诊者甚多，
着手成春者无算。晚年应学生邹复初之请，将五十年之儿科经验加以整理，写成
《儿科经验述要》一书。

　　杨鹤龄之《儿科经验述要》，成书于民国三十八年（1949 年）春天，同年 6
月即刊行，由广州旧仓巷杨吉祥堂出版，广州九耀坊文华印务局印刷，这是《儿
科经验述要》最早的版本（简称"杨吉祥堂本"），杨吉祥堂本附有清光绪三十三
年（1907 年）两广盐运使司、两广盐运使司经历厅聘任杨鹤龄为广东育婴堂内儿
科医生谕文两份，均为摄影件，由于是制版文字，故模糊不清，书中有周绍光序、
杨鹤龄自序、邹复初后跋各一篇。至 1955 年，张公让在香港对是书做评注，名
《杨氏儿科经验述要评注》（简称"张氏评注本"）。张氏原系中山大学医学院西
医毕业生，其评注本运用西医学知识对是书做了不少客观分析，有一定学术参考
价值。

　　《儿科经验述要》共分四篇，第一篇为儿科用药大要；第二篇为儿科诊断纲
要；第三篇为儿科证治；第四篇为医案摘录。该书并有著者自序、周序和邹跋。
全书凝结着杨氏临诊五十年见识独到之宝贵结晶。杨氏认为儿科察病，首望诊，
提出了望神、唇、舌、鼻、眼、耳、头发七种具体方法，尤擅察指纹。他说："儿
科古称哑科，因小儿有病不能自言，父母家人所见，亦不详确，全凭医者消息审
度，故治理较大人为倍难。然疾病之成，总不离气血脏腑，表里寒热虚实，察其
神色苗窍，了然可辨。是以诊断儿科病症，四诊之中，望诊最为重要。医者先看
外证，得到概念，再参以验指纹切脉，按诊，问症诸法，逐般互相印证，再下判
断，自知所患何证，某经受病，依法治之，亦无难收效。世人谓儿科难治，即难
在识证也。"杨氏这番议论，实为经验有得之谈。

　　杨氏儿科辨证，强调精确为要。其书列证十八，大都先言病因病机，证候特
点，后拟治法方药，旁及前人所论，参以自己所见。在十八证中，包括了儿科八
证、小儿温病及麻痘疹癍诸类。是我们研究小儿多发病、常见病、急性传染病、
流行病的宝贵参考资料。杨氏临床治疗用药，独运匠心，主张分经用药，隔一隔

二治法，擅用外治、喜用诸花和广东土药等。其并重视病案总结，对危重病婴的留医抢救，也多有记录，为后人留下了丰富的临床资料。

杨鹤龄的儿科学说与程康圃既有共通之处，又各有千秋，二者关系相当密切，代表了近百年来广东儿科学的水平，故后人把程康圃、杨鹤龄合称为"程杨二氏"，著述堪称"岭南儿科双璧"。

陈任枚

生平

陈任枚（1870—1945），南海人，近代温病学家暨中医教育家。陈氏原任南海中学学监，儒而通医。陈家本是清贫之家，不过陈父勤俭持家，虽家贫却也尽力供养陈任枚读书进仕，希望能光耀门楣。但是，随着年岁渐长，科举却屡试不第，便也歇了仕途之心，在家乡设馆授徒，养家糊口。在乡间有一位归隐山林、精于医学的前辈藏书颇丰，陈任枚有心学医，便执弟子礼以求教。两人相谈甚欢，结为忘年之交，前辈也将毕生所学倾囊相授。陈任枚由此便"抱济世心，敝屣仕途，笃好医学"，但是教学之职仍没有放弃。到了清末民初，南海小学成立，相继任南海小学校长，南海中学教师兼学监，业余时间则为人治病，效验颇多。因口碑相传，前来求诊的人越来越多，后来干脆辞去教育职务，于1921年在广州龙津西路开设医馆，名曰"陈敬慎堂"。每日接诊患者以发热染疫病证为多，体会叶大士《三时伏气外感篇》伏气说确有临床依据。1927年8月广东中医专校首任校长卢乃潼逝世，同年10月，中医专校开董事会，公开选举新任校长，提出陈任枚等为候选人。开票结果，陈任枚票数最多，据当时该校《中医杂志》校务记录谓："查陈先生历充各校校长、教员、学监，声望素重，复深于医学，任本校敦席两年，生徒悦服，此次当选。"陈任枚医师教师出身，医学教育经验丰富，仪表堂堂，谈吐清楚，讲话提纲扼要，使人无累赘之感；他善于勉励后学，自己出钱奖赏考试获前三名学生以资嘉勉，是以深受同学们爱戴；他鼓励学生维护祖国医学要敢说敢干，当时李仲守创办《医林一谔》杂志，就是陈任职校长后主张采用《史记》"千人之诺诺，不如一士之谔谔"之语而命名的。

1929年3月17日全国中医风潮爆发，陈任枚率领广东代表前往上海，同年5月任全国中医学校统一教材编写会议主席。根据岭南地理气候特点，他编写广东中医《温病学讲义》上篇总论部分（刘赤选编写下篇各论），认为岭南温病之特点，多是疲劳不慎，热气熏蒸，积而暴发，一起即见气分高热，甚至气营两燔、血分证候，治宜清气透营两解之法，又谓温病多湿，主张辛（苦）凉透泄，滑利二便，使温邪无所蕴伏。该书被公认为当时中医学校各科讲义编纂质量最佳者。

陈任枚对广东中医事业的贡献，更主要的是他继承了卢校长遗志，作为砥柱中流，领导学校度过艰难时期。1929年2月国民党政府中央卫生行政会议决议废止中医药案，于是引起3月17日全国中医风潮爆发，陈任枚表示极大愤慨，毅然率领广东代表前往上海，参加全国医药团体联合总会向国民党政府请愿。同年5月18日教育部令中医学校改称传习所，他又参加全国中医学校统一教材编写会议并任主席。由于全国中医药界的抗争，国民党政府被迫做出让步，于1931年3月在南京成立中央国医馆，陈任枚偕同梁翰芬、梁湘岩、冯瑞銮、卢朋著、谢香浦、卢宗强、管季耀、潘茂林、方公溥、陈道恒等11人出席大会并任常年理事。陈任枚校长不负省港中医药业界及中医专校师生期望，使学校日趋兴盛，1933年建成广东中医院，学生人数最多时达500余人。他的学生中有不少是省市名老中医，如张阶平、区金浦、林夏泉、李仲守、关济民、杜明昭、简锡禧、甄梦初、罗广荫、罗元恺、钟耀奎、赵思兢、陈少明、彭玉林、杜蔚文、朱钊鸿、邓铁涛、司徒铃、关汝耀、刘仕昌等。港澳及海外中医界知名人士如刘云帆、潘诗宪、卢觉愚、饶师泉辈均是师事陈氏为入室弟子。

陈任枚为中医教育事业心力交瘁，1936年以年老告退，1945年于广州龙津路病逝。

学术思想

1. 详论温病学的意义及性质

《温病学讲义》开篇即阐述温病学之意义，解释":温"与"热"的概念，指出温病学说之创立，是适应其临床环境需要而卓然自成一家。温病既包括瘟疫等烈性流行传染病，同时也包括感染性发热性疾病，两者既有区别，又密切相关，都可以运用温病学说的理论指导防治。明清以来为温病最盛之时代，说明这一学科在当时具有实践指导意义，应该把它摆在教学的重要位置上。陈任枚 1929 年任全国中医院校统一教材编委会主席，无其他著述见存，唯有《温病学讲义》一书，并以毕生精力教研之，足以体现了他对温病学意义的认识。温病的性质，陈任枚认为温之体为火，火烈而性急，温病多伏邪，病从内发，自内发者，直升横进，其性之暴烈使然。广东地处亚热带，为海洋性气候，其温病之特点，多是疲劳不慎，热气熏蒸，积而暴发，一起即见气分高热，甚至见气营两燔、血分证候，其势焚乱而迅速，这也是由温病本身具有火热的性质而决定的。他说："温热之病，其总因不外阴虚，谓阴精衰竭，邪乃乘之也，然析而论之，其因有三，一曰伏气，二曰外感，三曰内伤。"

2. 主张"伏气"温病说

根据岭南气候及人群体质的特点，陈任枚提倡"伏气"温病说。他认为："伏气者，乃人身阳热之气，郁伏于人身之内，而不得外泄者也，但伏未外泄时，不觉有病，其郁伏尚浅，而无外邪触发者，仍可随春升之气，缓缓散渐于外，或不为病，即病也不甚剧。其伏匿深沉，郁极而发，或为外邪激刺而发，或为饮食嗜欲逗引而发，其发也多致内外合邪，势成燎原，不可响迩，此则所谓温病也。"

陈任枚对伏气温病的解释，今天看来虽仍未能令人完全信服，但岭南地区常见的急性温热病如春温、暑温、伏暑等，其发病过程、临床证候、治则方药的确需要用"伏气"理论指导。春温发病急骤，往往未见卫分证已气营并见；暑温初起即见壮热烦渴，传变迅速，易伤津耗气，多闭窍动风之变；伏暑起病即见暑湿暑热内伏，病势较重且又缠绵。其治法用药，如抽丝剥茧，层出不穷，不比外感温邪由卫分及气而营而血也。

3. 温病卫气营血辨证应结合五脏注重舌脉

叶天士创立温病卫气营血辨证体系，陈任枚非常赞同，但对吴鞠通三焦辨证有不同看法。陈氏认为"吴鞠通著《温病条辨》，强分三焦，以板法限活病"，而三焦部位有各属之脏腑，应该以卫气营血结合三焦所属之五脏进行辨证。所以陈任枚在温病"病象"一章中说："病象者，温病所独有之形状，发见于外，而厘然可辨者是也。今以卫、气、营、血、五脏，分别条列，其目凡九。"这九条是，一曰卫之病象，二曰气之病象，三曰营之病象，四曰血之病象，五曰肺之病象，六曰心之病象，七曰脾之病象，八曰肝之病象，九曰肾之病象。每一病象，陈任枚均详列其证候。

温病辨证要注重脉象尤其要注重舌象。陈任枚认为温病脉之真象，不可不辨，一曰常脉，二曰变脉，三曰险脉，四曰败脉。温病辨舌，乃中医经验最精之法也。陈任枚参考近代江浙名医何廉臣看舌十法，别为舌本舌苔两项，分别形色而详述之。陈任枚总结舌本之形凡六：一曰老嫩，二曰干润，三曰荣枯，四曰胀瘪，五曰软硬，六曰战痿。病之虚实，以舌之老嫩决之；病之进退，以舌之干润断之；病之凶吉，以舌本荣枯判之；胀瘪可觇痰血之盈朒；软硬可验气液之存亡；战痿原于脑筋，即视为肝风鸱张之兆。辨舌本（舌质）更要辨其颜色，分红、紫、蓝、灰、黑五种。红舌无寒，当分在表在里；紫舌多热，兼辨带黑带青；蓝舌以有苔无苔辨吉凶，仍当兼参外候；灰舌纯色问色辨轻重，切勿误认寒邪；至黑舌无苔，必辨其形色之枯润瘦胖以判寒热。此以舌色诊断温病之大法也。

陈任枚总结舌苔之形凡九：一曰有无，二曰厚薄，三曰松腻，四曰偏全，五曰糙黏，六曰纹点，七曰瓣晕，八曰真假，九曰常变。病之新旧，以苔之厚薄辨之；邪之盛衰，以苔之松腻决之；证之内外虚实，以苔之偏全判别之；糙黏有秽浊痰涩之分；纹点有土燥虫蚀之异；黑瓣未满，仍可望生；灰晕多重，恐难起死；至于苔之有无、真假、常变，为病之有非疑似所由分，尤应辨之于始。辨舌苔更要辨其颜色，分白、黄、灰、黑、酱色五种。白苔有表里寒热虚实之分，最易判别；黄苔则表里实热，却无表里虚寒；灰苔主湿，有热无热，须辨胶黏；黑苔阳虚，是真是假，兼参脉证；酱色多错杂，既夹宿食，更郁热邪。此以苔色诊断温病之大法也。

4. 注重温病兼夹证诊治

陈任枚对吴鞠通《温病条辨》湿温篇研究尤深,他参阅吴氏"实者单病躯壳易治,虚者兼病脏腑夹痰饮腹满等证,则难治矣"句,认为温病单纯者易治,错杂者难治,因此要很好研究温病的兼夹证。

陈任枚总结温病兼夹证共有九,其中兼证五,分为:兼寒、兼风、兼暑、兼湿、兼燥。夹证四,分为夹痰水、夹食滞、夹气郁、夹血瘀。

五个兼证,陈任枚对"兼湿"的论述最为详细:"东南濒海之区,土地低洼,雨露时降,一至春夏二令,赤帝司权,热力蒸动水湿,其潮气上腾,则空气中,常含多量之水蒸气,人在其中,吸入为病,即成湿热、湿温,又名暑湿。"他认为"兼湿"之发生,广东一年四季皆可有,但多在春生夏长(长夏)之时,病气随时令之发,是已兼夹有蓬勃不可遏抑之势,气候复杂,晴雨无时,脾胃受病,湿郁成热。

四个夹证,陈任枚认为"夹痰水""夹血瘀"病情较重。痰热内陷血分,脉络阻塞不通,血液循环多室,必致舌强喉痹,发生舌謇语涩之证。若痰水盘踞脾胃之中,大气郁而不舒,腑气实而不降,则痞胀满闷呕吐秽逆之证生矣。若热传营血,其人素有瘀伤,宿血在胸膈中或蓄郁下焦,则胸中满痛或少腹急结,如狂发狂,大便易而黑,为夹瘀之证候。

陈任枚对岭南温病学说研究做出了贡献,而经过现代学者努力,岭南温病学已形成它独有的特色并在全国享有一定的学术地位,而今仍需对岭南温病临床、实验研究及其相关理论学说做进一步探讨。

卢乃潼

生平

卢乃潼是岭南医学史上一个响当当的名字，而这个名字的广为流传并不是因为他的悬壶济世，救人无数，而是他力挽狂澜，振臂高呼，拯救中医于水火，他奔走呼告，筹募善款，创办中医专门学校，建立广东中医院，培养中医人才，大批的后世名医皆出于此。他虽没有著作传世，却培养了大批杏林流芳的大医。

卢乃潼（1849—1927），字清辉，号梓川，广东顺德（今佛山市顺德区，下同）人，广东近代著名的教育家暨中医学家。卢乃潼自幼聪颖，工骈文，擅长欧体书法。长大后游艺于广东著名学者陈澧（东塾）先生门下，学业日益进步。清光绪七年（1881年）补博士弟子员（一说举人）。历任广东咨议局议长，广东省教育会会长，顺德县修志总纂，广州菊坡精舍，学海堂书院（均广州一中前身）学长，广雅书院（广雅中学）院长，广州中学（由羊城、越华两书院合设）校长，主持上述院校教育工作15年，培养了众多人才。"成就人才为至众，此皆阐扬文献，振兴教育之大端也"。

光绪二十二年（1896年），两广总督李鸿章因修筑炮台经费未筹及，令卢乃潼、易学清（戊辰进士）两人传习省城各商贾报效台费的数目。卢、易两人召集广州各行各业商人在文澜书院开会，为向金库（财厅）上缴"行厘台费"（军饷）。卢乃潼与省城药业诸公多次接触，深感中医药材在广东商业经济活动中居重要地位，但由于中国近代社会急剧地趋于半殖民化，洋药大量进入中国市场，中药销售量逐年减少，尤其是军阀政府崇洋媚外，专西遗中，抑压中医，这不仅关系着我国固有的医学药学有散失的可能，而且直接影响广东地方中医药从业人员糊口生计，这也是一个民生问题。为维护民族经济利益，卢氏引《诗经》"风雨如晦，鸡鸣不已"自勉。这也是他晚年立志为中医教育事业捐躯献身的出发基点。

民国二年（1913 年）1 月，北平教育部公布大学规程，不列中医教育入院校系统。省港药业各商家对于这样的时局充满忧虑。若是中医教育不列入院校系统，那么中医的发展必将萎缩，中医的萎缩甚至消亡，必将导致省港药业这个庞大的就业队伍面临崩溃，这一大批人的生计都将成为难题。

为保护民族医药，保持中医中药不坠，省港药业各商家决议着手筹办中医药学校。同年 3 月集议于广州上九路张大昌寿世会馆。中医专校校史记载："本校之设立发端于民国二年，广州市医药两界人士鉴于中医中药之衰微，不能不亟图挽救，特假座张大昌寿世会馆集议，公推卢梓川先生为主席，倡办中医药学校，以培人才而维国货，旋由梓川先生联合香港医药界，一致进行港中赞助。"很明确中医专校的办校目的便是为了培养中医人才而维持中药这一关乎十数万人生计的行业，而后来随着中医存废之争愈演愈烈，中医专校、省港医药界成为真正的中医"生死存亡之战"的阵地，大批中医药名家力挽狂澜，拯救中医于危难。

这次的会议一致公推卢乃潼为"中医药学校省港筹办处主席"。卢乃潼愤然曰："自欧风东渐，西医盛行，喜新厌旧之徒，数典忘祖，神州国粹，不绝如线，同仁焉忧之，爰创立广东中医药专门学校，挽国学之衰微，谋医术之深邃。"故义不容辞，挑起重担。

创建学校，经费是首要问题。筹办处成立当年即由相关人士担保，由揭安隆银号提供款项购得麻行街房屋 4 间、南濠街吉地一段以为校址，然而因为经费问题，迁延未建。民国五年（1916 年），安隆银号催还款项，省港药业同仁再次在寿世会馆开会，将此前于省港药业所筹款项先行清还安隆银号，并设中医药学校筹办处于广州，设筹办处分所于香港。次年，公举卢乃潼、李蓉生为广州筹办处总理，曾恩普、伍耀廷为香港筹办分所总理。卢乃潼不畏艰难，对中医教育事业满腔热忱，毅然与各同仁赴省港各地沿门劝捐，从 1913~1924 年，广州药业八行与香港药业三会共汇捐大洋 10 万，而他一人就募捐学校大礼堂全部建筑费用。正因为卢乃潼与筹办处诸君的不懈努力，虽然中医专校筹办之初屡经波折，但是最终也还是在艰难中逆势而起。

卢乃潼在职期间，不受薪金，只做义工。他为学校立案，四处奔走。一开始，广东省署迟迟未予核准，1917 年 3 月，为了学校的批文，卢乃潼亲自上北平找到当时的内务部长徐某进行交涉。一个人无权无势，仅凭着对中医的一腔热忱，要去打动当时正在废除中医风暴眼中的北平政府，可以想象其难度。然而，幸运的是虽屡经波折而始终不懈，终于在同年 12 月，内务部行文批词到了广东省，1918 年 1 月，广东省署才勉强准予中医专校立案。

中医学校在当时纯属首创，并无先例可循，各项工作都要摸索前进。学校创办之初，事无巨细，年近七旬的卢乃潼都亲力亲为。据校史记载，创办伊始"中医课程无所依据，卢校长苦心规划，以适合科学之原则，聘请汪莘伯、李耀常先生担任教务及编辑事宜，召集医学名流，开会讨论，拟定学科大纲，并购置图书模型仪器，藉资研究，设药物标本陈列室、药物标本图，以资实习，绘生理图三百余幅以备参考，此校务规划之大纲也。"

卢乃潼出身教育界，深感培养人才至关重要。他说："读书而不能医者有之，未有不读书而精医者。"遂聘请广东地区医学、教育两界名流，如陈任枚、卢鹏著、管季耀、廖伯鲁、陈惠言、陈汝器、梁湘岩、古绍尧、吕楚白、梁翰芳、刘赤选等知名人士，聚议并共同制定教学大纲，编写教材讲义，充分体现了他知人善任的组织才能。中医专校所编教材，后获得全国一致好评："各处国医学校讲义，收广东中医药学校者颇多。"

为解决学生临床实习基地，卢乃潼又计划筹建广东中医院，商议选出代表赴南洋募捐；晚年在病榻弥留之际，仍然殷殷以倡建医院为念，足见其对中医事业一片赤诚之心。

现在还保存着当年募捐广东中医院的募捐信件："广东中医药专门学校，成立已三年矣，唯学医须求实习，故留医院之设，万不容缓，本校已相定对门第一百零一号门牌之屋，阔三间过，后门通大德马路，为医院地址，然购地建筑开办之需，非五万金不可，本校当日购地六亩余，建筑费及购置图书标本教具，共耗十万金有奇，此时实无余款，故不得不为将伯呼之，此举为培植医材慎重人命而设，而相传四千余年之医学，岁销数万万金之药材，即藉以保存，善莫大焉，尚冀倾囊，不胜盼祷。"

广东中医院于 1933 年落成开幕，中医学校有了自己见习实习场地，教学质量亦得到保证提高。

鉴于卢乃潼对创建中医专校所做出的卓越的贡献，1923 年 12 月 18 日，省港药业同仁复假座香港联益公司开会，公推他为第一任校长。1924 年 9 月 15 日，广东中医药专门学校建成（即现在广东省中医院住院部）举行开学典礼，卢乃潼发表演讲，对学生提出希望，也是他对中医药教育的希望。

广东中医药专门学校的正式开办，标志着广东中医教育由各地分散的带徒，经过结团集社进入至学校阶段。先人筚路蓝缕，曲折艰辛，诚如校史所言："前贤缔造艰难，始克成立，开校伊始，经费拮据，每年不敷数千元，承省港董事诸公筹款补助，幸免辍学，创设之困难既如此，维持之艰辛复加彼……"就是说先贤在艰难困苦的条件下，经过各种努力终于建立了学校。建校之初，经费入不敷出，幸赖卢乃潼苦心经营，奔走求援，在省港医药界以及南洋华侨间苦口婆心，为了中医事业毅力热忱，始终不懈，才能募捐到这么多的款项以建设学校及医院。中医专校的建立前前后后经历了近十年，经历了筹建的艰难，才有开学之初的"校舍落成，课程粗备，莘莘学子，锐志潜修"的欣欣向荣的景象。看着自己呕心沥血筹建起来的学校，还有中医之苗的茁壮成长，卢乃潼倍感欣慰，筹建的艰辛早已被欣喜所取代："吾道其不孤矣！"可见其对振兴国医的一片赤诚之心。

1927 年 8 月 29 日，卢乃潼不幸病逝，享年 78 岁。广东中医药界为纪念卢乃潼创办中医教育的丰功伟绩，同时也为失去中医教育界的栋梁而悲痛。10 月 2 日，省港药业同仁在中医专校举行追悼大会，是日，校门口用生花砌成对联："风凄绛帐，霜冷谭堂"。校内遍悬祭幛、挽诗，大概有 600 余幅，赴会者 524 人。大礼堂高悬着横额，题曰"教泽长留"，以表达全校教职员工学生对卢校长的缅怀之情。为继承卢校长遗志，中医专校董事会又推选了陈任枚医生继任校长，他中流砥柱，带领学校度过了风雨飘摇艰危困境。

邓铁涛

生平

2003 年 11 月 8 日，100 多年前抗击帝国主义的英雄们抛头颅洒热血的广州三元里，在新中国第一批四所中医高等院校之一的广州中医药大学里，在绿地、花园、林荫簇拥的校园里聚集了来自全国中医药学界的领导干部、专家、学者，精研学术的人们正在这里举行邓铁涛研究所成立大会。

邓铁涛，一个响彻中华大地的名字，一个"铁杆中医"，一个为中医奋斗终生的老人。在近七十年的医疗、教学、科研实践中，融古贯今，逐步形成一个既全面又有个人特色的学术思想。

1916 年农历 10 月 11 日，他出生在广东省开平县（今开平市）石礁村一个中医家庭。1932 年 9 月，他考入广东中医药专门学校，在校系统学习中医理论，同时先后跟随几位不同派别、各有专长的老前辈实习。毕业后邓铁涛先后在粤港两地悬壶济世。

1949 年 10 月广州解放，翌年他回到广东中医药专科工作。1956 年他得以加入国家主办的四所中医院校之一——广州中医学院，并一直在该学院从事临床及教学工作。

邓铁涛既重视理论又着力于临床，学术上能理论与实践紧密相结合。他认为中医理论来自实践必须有长期的临床体验，才能得其要领，发展提高。

邓铁涛能在中医学上取得成就，除得益于临床实践之外，很重要一条是得益于教学相长。邓铁涛有几十年的教学经验，学识渊博，思维敏捷，无门户之见，兼收并蓄。尽管如此，他始终感到不满足，常说："要给学生一壶水，必须自己有一桶水。"又说："基础根底要厚，知识面要广，专业修养要高，才能有所成。"他是这样说的，也是这样做的。

邓铁涛对中医基础理论十分重视，认为阴阳、脏腑、经络是祖国医学的核心。千里之行，始于足下，中医院校要学好中医专业知识，必须牢固地打好基础。对于哲学中的五行学说在中医学中的定位，邓铁涛认为五行主要落实于脏象学说，至于名字是否仍用木、火、土、金、水，则可以考虑。邓铁涛建议：直用肝、心、脾、肺、肾名之，或改名为"五脏相关学说"，更为恰当，这样就有别于古代之五行，可以减少人们误解。邓铁涛还强调学习五行，在于掌握理论的精髓，事物之间都存在相互资生与制化——生克的关系。

邓铁涛为中医奔走呼告，为中医奋斗终生。新中国成立五十多年来，邓铁涛因在中医教学、医疗、科研等领域相继取得成就，党和人民给予他应得的荣誉。曾任广东中医药专科学校、广东省中医进修学校教务处主任，广州中医学院教务处长、广州中医学院副院长等职。现仍任中华全国中医学会常务理事，中华全国中医学会中医理论整理研究委员会副主任委员，中华医史学会委员，广东省第四、五届政协委员，广州中医学院学位评定委员会委员等职。论文著述及获奖项目主要有：《学说探讨与临证》，汇集1955~1981年的学术论文54集，26万字，1982年5月由广东科技出版社出版，获省出版成果三等奖。参加编写的《中医学新编》《新编中医学概要》《简明中医词典》，也分别获1977年广东省科学大会奖，1978年全国科学大会奖。对于古籍的整理，先后点校并出版《医碥》《岭南儿科双璧》《子和医集》。1987年编写《中医诊断学》，1988年承担卫生部课题《中国医学通史》编写工作，任编审委员会副主任兼近代史分卷主编。1991年成为第一批国务院批准的享受政府特殊津贴的专家。1991年，主持的"脾虚型重症肌无力的临床研究和实验研究"获国家中医药管理局科技成果一等奖，后又获 1992 年国家科委科技进步二等奖。主编的《中医大辞典》获国家中医药管理局基础研究二等奖。1999 年，主编《中医近代史》，由广东省高等教育出版社出版。根据邓铁涛献出的方药研制成功的中成药有"冠心丸"及"五灵止痛散"等。

学术思想

1. 重视脾胃理论

邓铁涛重视学术理论的继承，汉代张仲景有"四季脾旺不受邪"之说，金元李东垣有"内因脾胃为主论"的论述，他也认为人体内在元气充足，关键在于脾胃健旺。但是不仅仅是肠胃疾患，还是很多其他系统的疾病如再生障碍性贫血、白细胞减少症、重症肌无力、风湿性心脏病、冠心病、肝硬化、子宫脱垂等，也都可以出现"脾（气）虚""内伤发热"等证候。因此，从脾胃出发，设法恢复脾胃正常功能，沟通气机，使其调畅，升降得度，是治疗疾病、促进机体康复的关键环节。抓住脾胃这个轴心，临床上不少疑难杂症可迎刃而解。如一位 62 岁子宫Ⅲ度脱垂合并阴道壁高度膨出而准备手术治疗之患者，因心悸、气短，进行心电图检查，诊断：频发多源性室上性期前收缩；阵发性心动过速；窦房结内游走性节律。医生嘱患者先治心后手术。于是求治于邓铁涛，邓铁涛认为两病可以同治，皆因脾虚中气下陷所致。先重用吉林参，继服补中益气汤加减。半月后检查心电图改善而心悸除，两月余子宫返其原位。半年时间，两病均愈，免挨一刀。

20 世纪 80 年代初，邓铁涛痛感中国体育健儿因体质问题打翻身仗不易，从脾胃论"劳倦伤脾""脾主肌肉四肢"出发，请缨亲临广东省、广州市体委，对运用中医药改善运动员体质进行了探索。他认为运动员"健脾"尤为重要，我国运动员在后半场体力不支，技术走样，属"脾气虚"的表现；有部分运动员到壮年之后，常出现心电图不正常，与青年时体力运动过度、未及时调养脾气有关。他一直运用脾学说理论为省、市运动员、教练员防治疾病。

又例如重症肌无力，其治疗仍为当今世界性难题，而危象的抢救则是难中之最。1999~2004 年广州中医药大学第一附属医院共收治重症肌无力患者计：专科门诊 265 人，住院 102 人。其中 139 人使用邓铁涛研制强肌健力口服液治疗并进行对照观察，总有效率为 92.7%。住院 102 例患者中，有 26 人发生危象，使用邓铁涛治疗该病专药——强肌健力饮或强肌健力口服液及强肌健力胶囊，全部抢救成功出院，无一例死亡。

邓铁涛运用中医 "脾肾虚损" 理论指导治疗被称为神经科"绝症"的肌萎缩侧索硬化（ALS），大大缓解了患者临床症状，疗效独特，吸引了来自世界各地的病人到广州诊治。由他的徒弟刘友章、刘小斌、邓中光、邱仕君继承发扬，形成医院品牌专科。

2. 气血痰瘀理论

邓铁涛的另一个学术理论是气血痰瘀的理论。邓铁涛长于诊治心血管系统疾病，如冠心病、高血压、心律失常、风湿性心脏病等，且多采用益气除痰的治疗方法，这一认识，是经过长期临床摸索总结出来的。从对临床病人的观察，可以看出广东人和北方人的体质有所不同。岭南土卑地薄，气候潮湿，故冠心病患者，以气虚痰浊型多见。因此多有气短、倦怠等症状。邓铁涛基于多年的临床体会，提出了"痰瘀相关"理论，认为痰是瘀的初期阶段，瘀是痰浊的进一步发展，冠心病属本虚标实之证。这一理论在临床应用取得神奇疗效。

邓铁涛教授诊治过无数疑难病症，涉及内、外、妇、儿各不同学科以及心血管、消化、神经、呼吸、内分泌、免疫、泌尿、血液各个不同系统。例如冠心病的防治，认为辨证首先要辨明病位。《黄帝内经》既称"真心痛"，《金匮要略》有"胸痹"篇，则此病病位在心无疑。其下是胃的位置，心痛与胃病古人早有鉴别，今天临床仍须认真诊察。其次要详审病机。邓铁涛认为冠心病是本虚标实之证，标实主要是痰和血瘀。虚与实，孰先孰后？应该说是先有虚。由于心阳心阴俱虚，才引起气血失畅，气虚生痰，血滞成瘀。痰是瘀的初级阶段，瘀是痰的进一步发展，化瘀首先要除痰。因此，益气除痰活血是防治冠心病的重要原则。邓铁涛以"温胆加参汤"加味诊治冠心病疗效良好。广东省中医院心脏中心已将其作为常规用药。

邓铁涛治疗疑难病症还有很多验方如治疗疼痛的"五灵止痛散"、治疗肝硬化的"软肝煎"、治疗慢性乙型丙型肝炎的"慢肝六味饮"、治疗咳喘的"咳嗽方"、治疗硬皮病的"软皮方"、治疗泌感的"珍风汤"等。邓铁涛为人治病宗旨是:"服务群众""恫瘝在抱"。就是说把患者的病痛看作是医生自己的病痛,必然处处全心全意为患者着想。绝不能为了搞科研、写论文,甚至为了金钱等私利而对患者做不必要的检查治疗。

3. 上工治未病,养生可添寿

邓铁涛认为养生之道在于"养心",心是一身之主,按中医理论,"心"既支配血脉的运行,还主持精神活动,是人体最重要的组织,称之为"君主"之器官。所以养生必先养心,心强健是整体各个脏腑都能健康正常之基础,如果心不处于正常状态,血脉闭塞不通,便会影响各个脏腑而受损,损伤形体,达不到养生长寿之目的。

要保养心神,首先要重视七情的调节。作为致病因素的七情,是指这些情志过于强烈,引致脏腑气血逆乱而发病。人的欲望是无穷的,纵欲无度则有损健康,甚至化生百病。凡事要看得开,不要患得患失,要有"退一步海阔天空"的良好心态,颐养浩然之正气。而积极、正确的欲望对养生同样是必不可少的。特别是为人类事业发展而生的欲望,乃为欲望之大者,为浩然正气,对养生有莫大的好处。因此,把握好欲望的"大小"关系,舍小欲、私欲而怀苍生之念;做好"求"与"放"的平衡,入世宠辱不惊,正是养心正道之所在。

饮食要有节度,过分的肥甘厚味,或过饥过饱,食无定时,都伤脾胃,脾胃一伤,则诸病丛生。脾胃是人的后天之本,营养物质的消化吸收,气血的化生,有赖脾胃的运化功能,故有"脾胃为气血生化之源"之说。许多高龄老人的饮食习惯证明,饮食清淡,适时适量,是一个重要因素。

邓铁涛是如今中医界"硕果仅存"的几位中医大家之一,他严谨的治学态度,为中医奔走呼告的赤忱之心,都是中医后来者学习的典范。

往事如碑

岭南药学独树一帜

五岭逶迤，这是岭南之幸。

虽然南岭山脉阻隔了岭南和中原地区的联系，减慢了岭南经济文化的发展，却也挡住了北方呼啸而来的寒风和汹涌而至的兵马战乱，人们在温暖湿润的空气中安居乐业。温暖湿润的亚热带季风气候，也使五岭山脉树木繁茂，物产丰富，虽不似长白山、秦岭等大山脉一般盛产名贵药材，岭南地区也生长着自己特有的药物，且疗效显著。

虽然崇山峻岭妨碍了中原医学的尽早传入，但是岭南医学也在人们的生产劳动中逐渐产生，成就了岭南医学的鲜明特色，尤其在岭南的药学方面，更是独树一帜。岭南地区特有的药材在对岭南地区特有的潮湿闷热天气所引起的独特疾病谱的治疗上，有着举足轻重的作用。所谓"一方水土养一方人"，一方水土同样出一方的物产，而这物产正好适应这一方水土。

在岭南，中医泰斗邓铁涛教授将中医理论和岭南医学特点结合起来，治疗重症肌无力和心脏疾病，活人无数。全国各地的患者慕名来广州求医，然后又大包小包地将药物千里迢迢地扛回家去。为什么他们不直接拿着药方回家乡拿药呢？倒不是因为外地的中药就不好，而是因为，外地没有他们需要的药。作为土生土长的岭南本土医家，又是岭南医学大家，邓老用的药很多都是岭南本地的草药。千斤拔、独脚金、牛大力、五爪龙都是岭南特有的草药，对证用药，效如桴鼓，

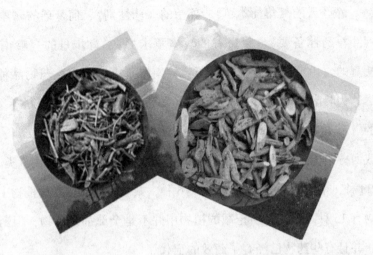

岭南草药。五爪龙是河源的道地南药，能益气健脾、祛痰平喘，
有"南芪""广东人参"的美誉。牛大力也是道地的南药，有补
脾润肺，舒筋活络的作用。

由不得患者不大包小包扛回家。

　　岭南地区草木繁盛，可为药用者甚多，岭南医家运用草药治病有悠久的历史，
现存最早的关于岭南动植物的记载，是汉代广东人杨孚的《南裔异物志》。晋代著
名医家葛洪更是使用在岭南地区特有的九节菖蒲、红脚艾等药物进行治疗。

　　五岭丰腴的土地，丰沛的降水，使其植物资源丰富，因此岭南地区药用植物
种类齐全，独具特色。据统计，岭南地区药用资源有 4 500 种以上，占全国药用资
源种类的 36%，其中植物类约 4 000 种。也就是说，岭南地区供应着全国 36% 的中
药药物种类。而其中，仅广东省（包括曾经归属广东的海南）中药材资源共有
2 645 种，其中药用植物 2 500 种，药用动物 120 种，药用矿物 25 种。有资料统计，
广东境内罗浮山有 1 600 多种药用植物，鼎湖山国家自然保护区共有药用植物
1 077种。

　　岭南医药学家重视本草研究和著书立说，历代流传下来的岭南本草著作颇多。
汉代有杨孚所著《南裔异物志》，晋代有稽含所著《南方草木状》，南北朝有陶弘
景的《本草经集注》，唐代有李珣的《海药本草》。明清是岭南本草撰写编辑最为
活跃的时期，计有：直浚的《本草格式》、梁宪的《笔补神农食物本草》、王纶的

《本草集要》、翟登云的《集简本草》、郭治的《药性别》、何梦瑶的《本草韵语》、何克谏的《生草药性备要》、赵寅谷的《本草求原》、肖步丹的《岭南采药录》、张治平和胡真的《山草药指南》等，历代岭南本草书籍所收载药物品种众多，而且记述详尽，为岭南中草药资源的研究和开发利用留传下宝贵的资料。

嵇含的《南方草木状》不足5 000字，分3卷，主要介绍晋代交州、广州两个辖区出产或西方诸国经由岭南进入我国的植物及植物制品，上卷状草类29种，中卷状木类28种，下卷状果类17种、竹类6种，共80种。这80种植物中首次记载的岭南植物有15种。虽然在所记载的植物中并不是全部都是药物，但药物所占的比率较高，并且有些药物已经有了药效的记载。

南北朝时期，丹阳人陶弘景为避战乱，隐居茅山，写成《本草经集注》，虽处江湖之远却也忧心天下，远见卓识使南梁武帝对其钦佩不已，每遇大事就遣使臣到山中咨询，故有"山中宰相"的美名。

何克谏撰写的《生草药性备要》2卷，上卷收载草药七叶一枝花等161种，下卷收载草药独脚金等150种，合计311种，每种草药注明其药性及功效，是书为广东现存第一部草药学专著，很多岭南草药如五爪龙等都是本书第一次记载入册的。该书总结明代以前岭南医家运用生草药防治疾病经验，而且注重叙述岭南草药运用和中医药理论结合的特征，体现了鲜明的岭南特色。

作为一部系统的岭南草药学专著，何克谏的这部《生草药性备要》继承了清代以前岭南地区药物学发展的成就，第一次系统地整理了岭南民间使用草药治病的经验，流传广泛，影响深远，多次被翻刻，现存至少有八个版本。该书奠定岭南草药学发展基础，起到承前启后的作用，对后世医学家，尤其是生草药名家如赵寅谷、肖步丹和胡真等，颇有影响。

第一个接上何克谏的"接力棒"的是新会人赵寅谷。

时光荏苒，总会带走一些依稀的记忆，我们已经无法找到赵寅谷的生平记载，只知道他名其光，冈州（广东新会）人，隐居乡间，在子侄的协助下，虽没有十年寒窗，却也七越冬夏而几易其稿，终于在清道光二十八年（1848年）得到新会外海乡陈兄慨然资助而付梓，出版了《本草求原》27卷。该书记载中药草药共

962 种，中药部分，求授于刘（潜江）徐（灵胎）叶（天士）陈（修园）四家；草药部分则以何克谏《生草药性备要》为基础，予以阐述发挥，是岭南地区清代重要的本草学著作。

赵寅谷是岭南草药学历史上一个承前启后的人物，他上承何克谏对生草药的整理，并将这一经验向下传播，开创了民国时期岭南草药学的一派繁荣之象，其中最著名的是肖步丹的《岭南采药录》和胡真的《山草药指南》。

肖步丹，南海人，出身医学世家。祖父肖绍端，清代南海名医，著《妇科微旨》一书，《南海县志·艺文志》有载。父亲肖巽平，数十年采集生草药为人治病，积累经验所得，传授予肖步丹。

肖步丹居乡时，看到村民们有了病痛，就到山里采回草药，煎成药液，或捣成薄贴，药到病除。他感慨说："是生草药性亦医者所不可轻视也。"所以他虽然出身医学世家，尽得家传之学，却不自满，虚心向民间百姓学习。1932 年 7 月，他将几十年来搜集的岭南中药 480 味，"择其药品经验有得者，手录之"，成书《岭南采药录》一册，1936 年再版时增补 200 余味，使得该书更充实更具实用性。《岭南采药录》对草药的分类是采用"平、上、去、入"四声相从的方法，与其他一般的药书截然不同，也方便读者查阅。

胡真，字莞瀹，东莞人。自幼习儒，才气过人，毕业于两广高级师范学校，后从事中医教学、医疗行政管理，历任广东中医药专门学校学监、广东中医院筹建委员会委员、上海全国中医代表大会秘书、广东仁慈医院董事等职。胡真对生草药研究多年，确知其治病有特殊效能，所谓"往往一二味，应验如神，令人不可思议"。1942年著《山草药指南》，该书特点是按人体部位、按临床病症对药物进行分类，把岭南草药分为头面部药、口舌部药、胃部药、跌打药、疟疾药等 65 类，对指导草药的具体运

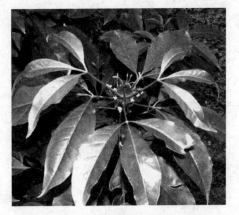

岭南草药三桠苦，具有清热泻火、行气止痛、燥湿止痒作用。

用有一定帮助。

何克谏、赵寅谷、肖步丹、胡真四位岭南生草药学医家，在学术上是一脉相承的，都是将岭南本土的生草药同中医传统理论结合进行论述。在论述中，每味草药性味功效方面多有相似之处，并互为补充有所发展，成为岭南草药发展史上的重要组成部分。

行方布阵多争鸣

明清时期，随着经济的进一步发展和岭南地理优势的逐渐明显，岭南与外界的交流也越来越多。明清时期是中医学发展的一个黄金时期，百家争鸣，出现了陈修园、万密斋、李中梓、张景岳等著名医家。这些医家的传世之作对岭南的医家都有影响，但毕竟在资讯极其不发达的时代，距离阻碍了交流。但是，张景岳的学术思想却机缘巧合地影响了岭南医学的半壁江山。

据考，《景岳全书》是张景岳晚年著作，成书后景岳去世。原稿于康熙三十九年（1701 年）庚辰由其外孙林日蔚带到广东，经广东布政使鲁超主持刊行于世，这是《景岳全书》的始刊本，或称"鲁本"。十年后，即康熙四十九年（1710 年）两广转运使贾棠青南因其流传不广，再次刊行，这就是贾棠本，简称"贾本"。三年后，康熙五十二年（1713 年），查礼南再次在广东锓版摹发，简称"查本"。

经过在广东的三次刊刻，《景岳全书》从此大行于世，其产生影响不可低估。查现存历代岭南医学书籍，类似《景岳全书》这样综合性大部医书，清代以前未见，有则自《景岳全书》广东省刊行后始。岭南医家仿照其成书体例，著写了一批综合性内科医著，如刘渊的《医学纂要》、谢完卿的《会经阐义》、黄岩的《医学精要》。这标志着岭南医学得到了较大的发展，有了培养出医学大家的底蕴了。

清代中期的这几位医家虽然行方布阵自有心得，却也各执一派，作为一门科学，学术的争鸣是难免的。刘渊、谢完卿、黄岩三人推崇明代著名医家张景岳学

说，临症善用温补方药治病；何梦瑶、
郭治两人则有不同见解，著书立说，针
砭时弊，引起学术上的争鸣。

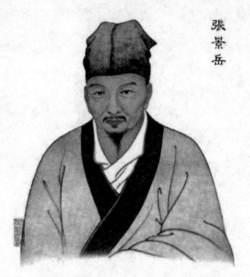

刘渊，字圣泉，号伏龙山人，籍贯
广东惠阳，生逢康乾盛世，少年时曾习
武，后弃武从医，成为岭南名医。乾隆
二年（1737年），刘渊自惠州抵羊城，
遇到广东布政使王恕及随行官员徐惠。
徐惠第一次来岭南，结果就"中招"了，
"寒暑之疾一时作焉，病热几殆"，现在
看来应该是疟疾发作。文弱书生怎么经
得起寒热往来的折腾，结果精神恍惚，

张景岳，明末著名医家，其学术思想影响了
岭南的一代医家，形成当时一派温补的医风。

气怯胆惊，以为"命不久矣"。随行而来的医生也没见过这样的阵势，束手无策。
刘渊亲为诊脉定方，药三服而病已愈，由是名声大震。

清乾隆四年（1739年），刘渊著《医学纂要》。全书六卷，按《周易》乾卦卦
辞"乾、元、亨、利、贞、吉"顺列，体现了刘渊用药如用兵，行方布阵的用药
风格，广东布政使王恕为之作序曰："其所诊治喜用温补峻厉之剂，始或怪而笑
之，久未见其失一也。"

与刘渊同时代的还有一位"明修栈道，暗度陈仓"的医家——郭治，字元峰，
南海人，出身医学世家，自幼习儒学医，应试入仕，官历武宣县及柳州、象州知
州，卓有政声。后罢官归乡，悬壶济世，曾用熏蒸外治法治愈一例清远县水肿患
者，名声大噪。

清乾隆十八年（1753年），郭元峰著《脉如》二卷。《脉如》是一部中医诊断
学好书，后人认为《脉如》可与李时珍《濒湖脉学》媲美。岭南名医何梦瑶见书
后大为赞赏，为之作序。何梦瑶在序言中指出，郭元峰所著的《脉如》，与近日宗
张景岳者明显有别。由此可见，郭元峰与何梦瑶，都是岭南尊信刘完素、朱丹溪
学说者，与刘渊、谢完卿、黄岩等师承张景岳学说有所不同。据同治《广东通

志·郭治传》记载，郭元峰还著有《伤寒论》《药性别》《医药》各一卷。后两书已佚，唯《伤寒论》见存。有趣的是，郭治的《伤寒论》中极少仲景原文，其与一般医家随仲景原文衍释注解不同，反而有不少暑病、温病、发斑、衄血、战汗、辨舌、发颐等论述，从这一点上来说，郭元峰亦是一位打着仲景旗号却"暗度陈仓"的岭南温病医家。

由于《景岳全书》对岭南的影响，温补之风大行其事，在湿热的岭南，温补之弊过烈是一种伤害，所谓"过犹不及也"，幸而，此时的岭南出现了一位针砭时弊的医家——"南海明珠"何梦瑶。

南海明珠何梦瑶

在灿若繁星的医家中，岭南医家也照耀着中医历史的天空，其中最为璀璨的，应该是被誉为"粤东医界古今第一国手"的何梦瑶。

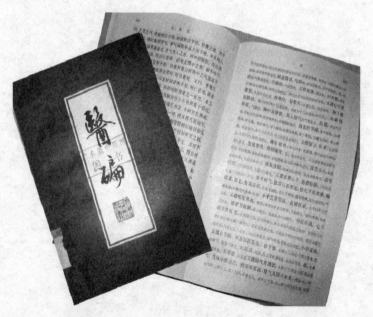

《医碥》，何梦瑶的代表作，是岭南医学最重要的医学著作之一，
1995 年由邓铁涛教授等点校出版。

何梦瑶博学多通，不仅对文史、音律、算术、历法等有研究，而且精于医学，日喜诵岐黄家言，认为"医虽小道，亦道也"。

何梦瑶 29 岁时，经学家惠士奇督学广东，对何梦瑶甚为器重，收其为"入室弟子，亲受其业"，得到名师指导，何梦瑶的学业自然大有长进。三年后，惠士奇为大学使再次督学南粤，考举优行，特免何梦瑶检试，并赞誉其为"南海明珠。"

雍正八年（1730 年），何梦瑶得中进士，官历广西义宁、阳朔、岑溪、思恩县宰，奉天辽阳州牧。何梦瑶为官清廉，两袖清风，常"贫不能具舟车"，但他并不在乎，他在乎的是治病救人，他不仅仅像张仲景那样坐堂治病，而且还经常行走于民间，"风益烟江，霜轮沙碛"，为百姓治病。当时思恩县曾疠疫流行，他广施方药，疗效显著，饮者辄起，受惠者甚多。

《景岳全书》清代三次在广东刊印，对岭南医学发展影响甚大，但是张景岳属于温补学派的医家，倡"阳非有余，阴常不足"论和肾命学说，使得湿热的岭南地区出现了滥用温补辛热药物的偏向。何梦瑶深明这种用药偏颇之害，因此他以《证治准绳》为蓝本，编成了一本针砭时弊的中医基础理论和临床相结合的医学普及读物——《医碥》，共七卷，以杂病证治为主要内容。何梦瑶在《医碥》的自序中说道："方今《景岳全书》盛行，桂、附之烈，等于昆冈，子作焦头烂额客数矣。人咸谓子非医病，实医医。是书出，其时医之药石欤。碥当作砭。"何梦瑶这段话说得很清楚，由于《景岳全书》盛行，有的人滥用桂、附，他写《医碥》这部书的目的，在于纠正这种偏向。"碥"，也可以当"砭"解释，即针砭时弊的意思，纠正这种偏向。该书反映了何梦瑶对学术论争的公允态度。同时，他对当时盛行的"不问何证，概从温补"的张景岳提倡的温补之说很反感。他认为这是以偏纠偏，恰似"惩溺而群趋火坑"，是不足取的。因此，他在《医碥》这个书名上，有意用了一个"碥"字，既把它作为初学医者的阶梯，又使它含有对时医痛下砭石的意思。

何梦瑶热心医学教育，一生著述颇丰。1918 年两广图书馆汇集何氏六部医著为《医方全书》共 12 册，第 1~7 册内科《医碥》，第 8 册《幼科良方》，第 9 册《妇科良方》《追痨仙方》，第 10 册《痘疹良方》，第 11、12 册《神效脚气方》。全书首有两广图书馆主人序言："何公报之为粤东医界古今第一国手，其所著医书，悉根据南方之地势，南方人之体质，调剂与北方不同，立方与北带亦异，故南带之人民效用其方法，无不百发百中，服其剂无不奏效如神。"可见近代岭南医界特别推崇何氏医学。

何梦瑶认为"富贵利达，朝荣夕萎；而著述行世，可以不朽。"加之多年的仕途让他看到太多的黑暗面，有太多的失望。于是，在他58岁时弃官自辽阳回到岭南，"悬壶自给""以医终老"，享年72岁。

伤寒"四大金刚"（上）

在人们的印象中，一提起岭南医学，就会想到湿热的天气，疫疠的流行，似乎岭南是温病最好的"教学基地"。虽然《景岳全书》曾经三次在广东刊印，张景岳温补为主的学术思想对广东影响较大，但是，由于广东的地理环境和疾病特点，仍有不少医生以打着"伤寒"的旗号，大行"温病"之事。著名医家郭治的《伤寒论》中就少有仲景原文，而有大量温病的论述。然而，在岭南，阐扬仲景《伤寒论》《金匮要略》经方者，亦不乏其人。清代有香山麦乃求，东莞陈焕棠；近代有新会陈伯坛，顺德黎庇留，南海谭彤晖，鹤山易巨荪，四人均在广州开设医馆，治病救人，后人描述四人"为心性之交，每于灯残人静酒酣耳热之际，畅谈《灵枢》《素问》论略之理"，号称"四大金刚"。

陈伯坛（1863—1938），号英畦，广东新会人，近代岭南经方派医家，自幼刻苦好学，聪敏过人，博览经史，精通《周易》，尤笃好医学，22岁时设馆行医，悬壶济世，因其治病所用经方，药量特重如桂枝生姜之属动以两计，大锅煎熬，药味奇辣，而服之奇效，故人多称之"陈大剂"。

古人说，凡欲为医者，当发三大愿：一愿必精通方术以活人；二愿有医学名著以传世；三愿将独到经验以授徒，陈伯坛便以其医术医德达此三愿。

他悬壶济世，医术精湛，对仲景经方运用灵活且能结合实际，如用治疗阳毒的升麻鳖甲汤加减治疗当时广东流行的"疫核症"，也就是鼠疫，活人无数。1930

年陈伯坛迁居香港，期间，香港一度痘疹流行，西医认为痘疹是疮科一类，要消毒，要抗感染，尤其要从外治，一见灌浆，就加洗刷以消毒，结果死亡率极高。而陈伯坛则用中药内服法救治的患者，基本上都能脱险，从此名震粤港两地。

陈伯坛的著述《读过伤寒论》与《读过金匮》代表了他的学术成就，他认为两书的关系是："论合卷亦合，分之则书亡……伤寒分卷不分门，金匮分门不分卷。"所以《读过伤寒论》终于卷十八，《读过金匮》始为卷十九，二书相应如合璧，读之相应宜互参，成为后世医家必读医书。

陈伯坛设馆授徒，毫无保留，将自己的活人之术尽数授予弟子，并创办中医夜

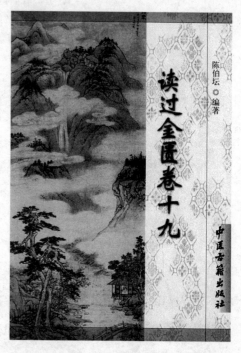

《读过金匮卷十九》，陈伯坛代表作之一，也是岭南医家对伤寒派的理解和应用。

学馆、中医学校传播中医学。1905 年他受聘于广州陆军医学堂，任中国医学总教习，主讲伤寒论。1924 年在广州书坊街设中医夜学馆，该馆学员大半为广州执业名医，白天行医，夜间切磋技艺，可见其为同道所推重。迁居香港后在文咸东街创办伯坛中医专校，传授医学。

黎天佑，字庇留，广东顺德人，儒而通医，学术上专师仲景，为广东近代伤寒名家之一。光绪二十年（1894 年）任省城十全堂医局医席，坐堂行医，治病救人，效如桴鼓。民国初年，在广州流水井设医寓"崇正草堂"，大厅悬挂"振兴医风，挽回国命"对联以自勉。他为人襟怀广阔，毕生以济世活人为务，他常与人说："人生最可贵者，莫过如尽己之力，为病民服务，何必孜孜为己？"黎庇留在诊务之余，著书立说，撰《伤寒论崇正篇》八卷。黎庇留还有大量据经方治验的医案手稿，新中国成立后由其子黎少庇及学生肖熙、许大辉等人整理，出版《黎庇留医案》。

　　黎庇留对近代广东伤寒研究的影响不仅仅在于他的著作，更在于他对当时及后世的影响。在同一时期仿照其《伤寒崇正篇》体例，对仲景原文进行注解发挥者，还有台山伍律宁的《伤寒论之研究》三卷 2 册、南海赵雄驹的《伤寒论旁洲》二卷 1 册、番禺陈庆保的《伤寒类编》1 册等。可见其影响之大。

伤寒"四大金刚"（下）

光绪二十年（1894年）是个多事之秋，中日甲午之战丧权辱国，岭南地区的鼠疫流行，疫疾到处，先死鼠，后死人，哀鸿遍野，死亡人数达十余万。内忧外患的光绪帝虽有爱民之心，面对着慈禧太后在朝廷上那堵薄薄的朝帘而"望帘兴叹"，他实在是有心无力。

万幸的是，这个时候的岭南医学已经全面发展，温病伤寒各有发挥，扬岐黄之术，活人无数。广东专研经方的陈伯坛、黎庇留、易巨荪、谭彤晖四位伤寒名家经常在一起畅谈讨论仲景医学心得，切磋医术，治病救人，传道授业，就像佛经中济世救人的金刚菩萨一般，所以被称为"四大金刚"。

易庆棠，号巨荪，鹤山人，近代岭南著名经方派医家。易氏出身医学世家，从小在祖父的影响下，谙熟中医经典著述。易巨荪读仲景书着重领会其精神，临证治病于无字无方处阐述发挥；又对金元四大家时方有所长者融汇吸收，可见易氏治学态度严谨且又客观。成年后，在广州西关龙津桥脚设医馆，悬壶济世，后迁往小半甫，榜其门曰"集易草庐"。光绪二十年（1894年），广东疫核（鼠疫）流行，不少医生用败毒散等医治无效，他通过辨证以升麻鳖甲散为主药，活人无数。后来，广州清平局绅宋秋生创办十全堂医局，聘请他为主席，主持医务。

易巨荪诊务繁忙，但对治验案例多有记述。将其辑录成书，名曰《集思医编》和《集思医案》，前者已经亡佚，后者仍在指导着后来者的伤寒运用。集思者，集众思，广众益也。古人云："集思广益，而功不必自己立。"《集思医案》即集中众人运用仲景经方智慧，推而广之使其效果更大更好。《集思医案》共记录病案 62 例，其中内儿科 46 例，妇产科 9 例，鼠疫 6 例。这些病例的记载文句朴实简练，主证重点突出，其所治病证主要有两大类，一是危重病，二是急性流行传染病。该书详细记载了这两类疾病的诊断和治疗，成为后来医家学习伤寒以及在岭南地区运用伤寒的最好的范本。

中医经典著作，文字深奥，非儒者不能精通其说，仲景《伤寒论》《金匮要略》方药济世，尤为儒医所推崇。故清末岭南读书人出身的中医生，其时均以通晓仲景圣贤书为时尚，其中最著名的就是"四大金刚"之一的谭彤晖。谭彤晖号星缘，南海人，举人出身，属于"儒而通医"。谭彤晖是岭南著名的伤寒派医家，临证以伤寒经方为主，辨证治疗，效如桴鼓，在甲午年的那次鼠疫中，他辨证论治，和陈、黎、易三公一起，制订治疗方案，根据辨证，用升麻鳖甲汤为主治，后改变剂型，改汤为散，分发给患者，活人无数。谭彤晖毕生忙于诊务，未见著述存世。但其医术传于后人，延续着岐黄薪火。

在一般的认识中，伤寒是用来治疗寒性的疾病居多，而温病大部分是用于治疗热性疾病的。所以，在湿热的岭南地区敢于运用仲景经方治疗危重病和急性传染病尤其是温疫热性病，除了扎实的理论基础和丰富的临床经验，还要有"四大金刚"那样的过人的胆识才敢如此"出奇制胜"。

在清朝末年那个动乱的年代，战争、疫病、天灾、人祸，社会动乱，民不聊生，内忧外患，岭南也不再是可以"置身事外"的清静之地。"天下兴亡，匹夫有责"的儒家思想，使读书人奋起抗争，才有了康有为领导的"公车上书"，让近乎绝望的光绪帝似乎看到了振兴的希望，才有了后来的"百日维新"的戊戌变法。这次变法虽然失败了，但却也改变了国人的观念，也让那些闭关锁国的人们知道了"外面的世界很精彩"，让岭南人越来越多地登上历史舞台，政治上先有康有为、梁启超，后有孙中山，黄兴；也使岭南医学在中西医结合方面敢为人先，出现了陈珍阁家族以及朱沛文、谭次仲等中西结合的先驱。

中西汇通岭南先

随着人口的迁移，经济的发展以及对外交流的增加，到了明清时期，岭南已不再是僻处南疆的"世外桃源"，其漫长的海岸线和优良的港口，成为闭关锁国的清廷对外交流的唯一途径。虽然这种交流充满了不平等，但是，也给岭南文化的对外交流有了一个更好的途径，近代的西方文化就是从岭南登陆进入中国，医学也不例外。随着西洋医学从西方的传入，作为近代中医面对西洋医学的一种积极性反应，在19世纪产生了新的中医学术流派——中西医汇通派，其中有不少是岭南医家，如种痘先驱邱熺、一门三代的陈氏家族、"中西汇通四大家"之一的朱沛文等。

中西医汇通派其历史不过短短百年，在岭南却已有学术世家出现，可见岭南得风气之先的程度。这汇通世家，指的就是广东新会陈氏一门三代。

陈定泰，字弼臣，广东新会人。定泰也属"儒而通医"，习读经史，参加科举考试，但屡试不第，于是专心医学。陈定泰堪称近代"中西汇通医家第一人"，在他的《医谈传真》中引用了解剖图16幅，这是第一次在中医著作里系统引用西医解剖图谱，并加以认真研究，这是《医谈传真》的最突出特点。

陈定泰之医传子绥尊、绩尊及孙茂楠、茂梧。陈绥尊即陈相静，他自幼随其父学医，自称"于医虽不甚精，未尝不嗜之笃"，可惜他没有著述传世。他自念"身为三世医后，继述未能，心甚愧焉"，后承他的道门师父之命，专心业医，并筹款刻印了《医谈传真》。他于汇通方面并无创见，但一则能继承父学，二则校订刻印流布《医谈传真》一书，大有贡献，在陈氏三代中起到承上启下作用。

陈珍阁是陈定泰之孙，著有《医纲总枢》，在陈家后人中唯他有医书阐扬家学。陈珍阁主张借新知批判旧学术中的玄理思辨倾向，呼吁重新确立中医传统的实证精神，这与后来废医派抓其一点否定全部是不同的。陈珍阁毕竟是个卓有成就的中医临证家。临床方面，《医纲总枢》论述最多。陈珍阁在书中对内科疾病的论述，采纳了大量西医知识，有的名词、病理纯然就是西医学的中医文法表达。

陈氏家族的中西汇通注重实用，缺少理论的总结，这是他们没有"中西汇通""衷中参西"之类纲领性口号的原因。与同时代的唐宗簿、张锡纯等旗帜鲜明地要汇通中西的人士相比，更少了一种忧患意识和一种以天

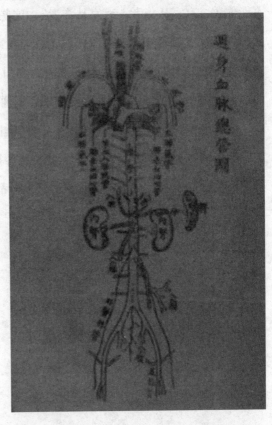

周身血脉总管图，朱沛文的《华洋脏象约纂》的插图之一（出自北京中医药大学中医院数字博物馆）。

下为己任的气概。陈氏三代都只是不自觉的、务实的中西汇通医家。尽管如此，有此一门，更体现近代中西医汇通潮流之大势所趋。而有《医纲总枢》在，"临床汇通第一人"之誉，也已不能让张锡纯独享。

岭南的另一位中西汇通医家是我国近代史上著名的"中西汇通四大家"之一的朱沛文。朱沛文，字少廉，又字绍溪，南海人，出身医学世家，幼年随父习医。父卒后独立行医，兼读西洋医书，并往西医院亲验真形脏腑，致力于中西医汇通，辑有《华洋脏象约纂》（又名《中西脏腑图像合纂》），共有医学论文 14 篇，人

体解剖图 123 幅。朱沛文提出汇通要以临床验证为准；两个不同的学术体系，固有可通之处，不通的地方亦不必强通，可存疑互异。他指出中医与西医"各有是非，不能偏重，有宜从华者，有宜从洋者"，这些说法在当时都是比较客观中肯的。又提出外科宜求诸海外，因为"西医士授受既无私秘，器械又极精良"。由于朱沛文在中西汇通方面的贡献，后人将其与唐容川、恽铁樵、张锡纯一起称为"中西汇通四大家"，是我国近代史上重要的中西汇通派医家。

　　广东作为我国与外界沟通的窗口，西洋医学的传入和发展都在广东产生巨大的影响，同时，广东医家对西洋医学的从容接受的态度也给了西医进一步发展并与中医汇通的机会，对于中医和中西医汇通都有重要的作用。

岭南温病多发挥

随着温病学的传入和进一步发展，岭南温病学派是温病学的一个重要流派，也是岭南医学的一个重要分支，别树一帜，其学说内容丰富，名家医著甚多。

一方面，由于湿热的地理气候环境，温热病是岭南地区的常见病、多发病，越来越为医家所重视；另一方面，由于叶天士的温病学说在岭南的逐渐传播，运用叶派关于温病辨证之理法方药治疗取得一定的临床疗效，也使温病理论得到越来越多的重视。

岭南温病学的发展大致可以分为两大类，一是结合岭南地区地理、气候、环境等特点，对江浙叶、薛、吴、王四大温病医家学说加以阐扬发挥者，其代表人物有潘名熊、陈任枚等；二是专门论治瘟疫烈性传染病的专门著述，如《鼠疫汇编》《瘟毒霍乱约辨》《天花精言》等，为完善温病学说做出了应有的贡献。

潘名熊（1807—1886），字兰坪，番禺西村人，《番禺县续志》有其传。潘氏儒医出身，喜涉猎叶天士著作，《温热论》《临症指南医案》对他学术思想的形成影响很大。同治四年（1865年），潘名熊著《评琴书屋医略》三卷。全书列外感、内伤病证共计33证，集方77首。按四时划分外感，为春日外感、夏日外感、秋日外感、冬日外感，结合季节用药，均符合临床实际。同治十二年（1873年）三月，潘兰坪又著《叶案括要》八卷。是书从叶天士《临证指南医案》中，选其方之妙者，论之精者，用之有效者，仿李翰蒙演为四言歌诀，并附入自己平日用叶天士医案方治验之病例。它是清代岭南地区研究发扬叶天士学说的一部重要著述。

清末民初，岭南温病名医日增，涌现出一批致力于温病理论和临床研究的专家。其中以郭梅峰、甘伊周、陈任枚、刘赤选等最为著名。

陈任枚（1870—1945），广东南海县（今佛山市南海区）狮山乡人，近代岭南著名温病学家。陈任枚出身贫寒，自幼勤读诗书，希望有朝高中以出人头地，但科举不就，便在乡中设塾授徒。当时乡中有一位归隐先辈精于医而藏书甚丰，陈任枚执弟子之礼事之，结为忘年交，于是，开始了改变他人生轨迹的学习。从此，狮山乡少了一位教书育人的老师，而岭南医学却多了一位治病救人、著书立说的大家。

陈任枚于1921年迁居广州设医寓于龙津西路，曰"陈敬慎堂"。广州交通发达，人口稠密，急性传染病容易流行，陈任枚每日接诊的患者，多属急性高热证，故对温病发生之机制，进行深入研究，他认为叶天士的《三时伏气外感篇》之说有临床实践作为依据，又受吴鞠通《温病条辨》湿温理论影响，深感温病学说乃治疗流行性、传染性、感染性、发热性疾病的一大法宝。1924年，广东中医药专门学校创办，他受聘于该校主讲温病学。他与刘赤选合编的《温病学讲义》总结了他的临床经验和理论研究，是其学术思想的重要体现，被认为是当时该校各科讲义编纂质量最佳者。

从医学史的角度出发，我们认为岭南温病学说，是在继承江浙温病各家学术思想的基础上，再结合本地区地理气候特点及各自临床经验，加以总结逐步形成的。所谓继承，江苏淮阴吴鞠通的《温病条辨》，就对岭南温病学医家影响很大，广东许多医家都是读《温病条辨》后成名的。所谓结合本地区地理气候特点，岭南处于依山傍海的特殊地带，属热带、亚热带季风气候类型，夏长冬暖，雨量充沛，夏秋多台风，冬春有寒潮，自古以来就有"山岚瘴气"之说，因此各种类型的温病疫症，其挟湿浊热势焚乱病变迅速的临床证候特别明显。所谓临床经验，是指岭南温病名医众多，各自有其临床用药特点，其中善用岭南山草药防治温病者不少，这在抗生素还未发明的年代里，它确实起到拯救危厄的作用。

岭南的温病学除了将传统的温病学结合岭南地域特点，进一步发展了温病理论之外，还包括了对烈性传染病的论治，也是发展温病学的重要组成部分。

瘟疫防治功效著

清代广东曾多次暴发瘟疫，尤以鼠疫、霍乱、天花等危害甚烈，岭南医家在治疗瘟疫病中积累了丰富经验，大量有关瘟疫病专著出现，是当时情况真实写照。

鼠疫，又称黑死病，中医又称之为"疫核"，以其高热咯血、全身淋巴结肿大、皮肤瘀黑而得名。清代末年鼠疫曾在广东地区流行，儋州罗汝兰著《鼠疫汇编》，是岭南地区第一部关于鼠疫的专著。他首先提出了该病的病因、病机、治疗方法等。书中又提出了预防十六字诀："居要通风，卧勿粘地，药取清解，食戒热滞。"

1894年广州发生鼠疫，超过十万人死亡。1900年9月，羊城林庆铨著《时疫辨》，其序言曰："粤东时疫之作，先是同治间始于越南，传流广西，继而高廉，继而琼雷，二十余年，蔓延靡息。迄光绪二十年（1894年），又继而广州郡城疫作，次及村落，于今又五余年矣。偶遇雨泽愆期，大地亢旱，雷雹不作，阳气闭郁，故疬疫盛行，倍于畴者，生民何辜，死亡接踵。"有鉴于此，林庆铨写成《时疫辨》四卷。卷一首引吴鞠通《温病条辨》语，谓温邪初由口鼻受之，病在上焦，不治则传中、下焦，其治法分上中下三焦分治。卷二论时疫杀人最速，列治疫法则八门，附录论治鼠疫方案。卷三卷四宗吴又可说，论瘟疫有九种，收集了广东各地（高州、茂名、广州）的民间验方，卷末附论瘵症。《时疫辨》是一部学术水平较高的温病学著述。

霍乱是消化道烈性传染病，上吐下泻，药食不进，顷刻而亡。江南王孟英曾总结其诊治霍乱的经验、创制了著名的蚕矢汤并著有《霍乱论》传于后世，庇益后人。清代末年，霍乱流行于广东省沿海各县及水乡地带，岭南的医家在临床诊治霍乱的过程中总结经验，著书立说，传于后世。顺德钟贻庭《瘟毒霍乱约辨》、中山林粹祥《霍乱经验良方》、阳江林辅贤《霍乱良方》等，都是防治霍乱病专著。

天花是致死致残率极高的烈性传染病。几千年来，不管是平民百姓还是王公贵族都深受其害，据载清朝顺治皇帝就是得了天花而死的。尽管关于顺治的离去有多种说法，但是，康熙因为出过天花而登上帝位却是没有异议的。

对于天花，人们是谈"痘"色变，但是对天花预防的研究却从来没有停止过。我国从宋代开始就有用天花的痘痂吹入健康人鼻中以预防天花的人痘技术，但是，真正现代意义上的种痘技术则是明代邱熺从澳门学来的，并将其广为传播，为岭南的人们免除"天花"这一瘟神提供了一个重要的方法。

邱熺，字浩川，广东南海人，他并不是医生，而是一个在澳门经商的商人。1805年，邱熺从英国医生皮尔逊那里学到了种痘之法，在自己及家人身上试种成功之后，他在洋行会馆的种痘局，风雨无阻地为百姓种痘，成为我国第一位专施接种牛痘的专业医生，并著有《引痘略》一书。他并不是为自己谋私利，而是为了当代和后世的人可以避免生命的危险，得以平安健康地成长。邱熺对接种牛痘的技术精益求精，十余年间，经他接种的人超

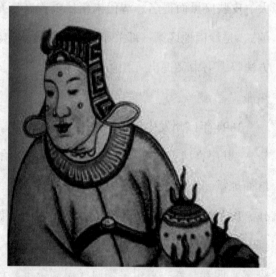

中国的痘神。中国人几千年来一直供奉着的痘神娘娘依然无法阻止天花的肆虐，一直到了清代邱熺才真正找到一种"送痘"的方法。

过了万人之众，而无一失误，这种严肃认真、对人负责的高尚品德值得后人学习。

随着广东经济的发展和对外贸易的进一步增加，迁入广东的人口越来越多，尤其是珠三角的城市更是人口众多，岭南的山岚瘴气的特殊环境特点，造成了烈性传染病的发生和传播。岭南的温病学家们在继承了传统的温病学理论的基础上，结合本地的特点，发展了温病学对瘟疫治疗的理论体系，形成岭南特色的温病学，为温病学的进一步发展做出了自己的贡献。

破腹穿肠能活命

香港电影《黄飞鸿》系列风靡华人世界，"广东十虎"黄飞鸿和他的宝芝林也"冲出亚洲，走向世界"。影片中的黄飞鸿是"打遍天下"的一代武术宗师，而在现实中黄飞鸿不仅武功了得，医术也相当高明，是著名的岭南骨伤科医生。

岭南骨伤科在人民群众中享有崇高威望，它以精确的理伤手法和独特固定方法以及行之有效的伤科用药著称于世。近代广东骨伤科名医大都武打出身，故武林与医林在历史上有着渊源联系，除了传奇人物黄飞鸿之外，清末民初省港澳佛骨伤科名医还有何竹林、蔡忠、管镇乾、李干才、梁财信等。

何竹林（1882—1972），字炳燊，南海九江乡人。何氏8岁起即随广州光孝寺一老和尚（属少林派）习武学医，17岁练就一身功夫，时身材魁梧，膂力过人。18岁外出离家，沿途卖药行医，由广州经南雄珠玑古道入江西，走湖北，访河南，抵北平，后出关外直至哈尔滨。返粤时途经山东、江苏等地，历时三年，行程10 000千米，学识视野大为开阔。21岁起在广州长寿路开设医馆，救治外伤患者无数。据说20世纪20年代孙中山平定西关商团暴乱的时候，有一些市民被流弹所伤，肚里的肠子都流出来了，何竹林帮他们把肠子塞回肚里，再用线缝合，终于把这些市民救活了。到了30年代西关的乐善戏院失火，很多受伤的市民就被送到何竹林的医馆救治。有一个女人从楼上跳下，已经昏迷不醒，大家以为她已经死掉了，最后还是被何竹林救活。于是何竹林被称为"穿肠破肚能活命"的神医。

岭南骨伤科的另一个特点是家族行医，很多著名的骨伤科医生都是一家，甚至一族行医。蔡忠、管镇乾、李干才等家庭都是这样的骨伤科家族，这种家族行医更有利于临床经验的传授和手法技术的改进发展等。

蔡忠，又名高佬忠，原籍雷州半岛海康县（今雷州市）人，少年师从戏班武师锦新学艺，锦新是少林派嫡系洪熙官的曾徒孙，蔡忠尽得其师武技医术奥妙，为锦新的得意弟子。蔡忠学成之后，远涉南洋新加坡，创制跌打刀伤万花油。民国初年，蔡忠返回广州，在西关越秀南设跌打骨科医馆，号名"普生园"，每日求诊者络绎不绝，为民国初年西关一带有名骨科医生。蔡忠医术

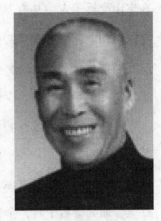

何竹林（1882—1972），著名的岭南骨伤科医家，被誉为"穿肠破肚能活命"。

传孙子蔡荣，蔡荣（1921—1980），广东省名老中医，广州中医学院骨伤科教研室主任，无私献出祖传的"跌打万花油"秘方，造福于广大民众。

管镇乾，字金墀，祖籍江苏武进，行伍出身，道光至咸丰（1821—1861年）年间在军队任军医二品衔，精于跌打刀伤。后流寓广东省大埔，同治年间寄居佛山开设医馆。光绪元年（1875年）四月，飓风刮塌房屋，人多伤毙。光绪四年（1878年）三月佛山城西大风刮后继以火灾，死伤尤惨。光绪十一年（1885年）四月佛山火药局被焚，附近房屋倾塌压伤无数。管镇乾三度赴险抢救，治愈外伤、烧伤患者无数，遂而名声大噪。管氏卒年72岁，当地人民为纪念他拯溺救焚不受酬金的崇高医德医术，建造忠义祠牌坊，光绪年间《南海县续志》为其立传。其子管炎威，号季耀，继承父亲医术，广东近代著名的外伤科医师，民国十八年（1929年）编撰有《伤科学讲义》，是年夏天全国医药团体联合会在上海召开中医学校教材编辑会议，席间各位委员对于管氏所编《伤科学讲义》交口称赞。管氏家族后人管霈民、管铭生亦是近现代广东名医。

李干才，字子桢，佛山人，少有膂力，善好技击，为人豪爽，尚义轻利。金山寺僧智明和尚嘉其诚朴侠义，故收之为徒弟，以跌打医术授之，学有真传，医名大噪。李干才于佛山平政桥沙涌坊开设跌打医馆，原是城西石门苦力出身，故

在佛山交运工人中甚有基础，四乡凡到佛山求治跌打刀伤者，均用车轿送至李干才医馆门下，李亦有求必应，贫苦者赠医施药，富室人家亦不索酬金，任凭封给，故光绪《佛山忠义乡志》云李干才"积业数十年曾无积累"。李干才卒年 80，医术传授儿子李广海等，李广海又被后人赞誉为"佛山杏林"。

　　岭南骨伤科名医有着许多独特手法。这些手法，多无医学文献记载，而主要是流存在他们徒弟手里，所谓"只有法传，而无书传"形象地描述了这种情况。故此历代岭南骨伤科文献不多，现存者尤少；广东的骨伤科名医，大都没有著作存世，而其盛名于时，全凭他们的临床实干功夫，从而赢得广大群众信赖、赞誉，口碑载道于今。

岭南儿科一脉相承

岭南儿科，素有优良传统，早在宋代，刘昉著《幼幼新书》，成为我国儿科的"教科书"，早已为医界所深悉。及至清代，又有陈复正的《幼幼集成》，近代程康圃的《儿科秘要》、杨鹤龄的《儿科经验述要》，亦是名重一时的儿科医家医著。近三百年来，广东有关儿科学（包括痘疹学，发疹性急性传染病多见婴幼儿）的专门著述文献，为临床各学科之最多。统计自清代至民国初年，岭南儿科学麻痘疹科学著作共 44 种。

陈复正，字飞霞，惠州府人，生于康乾盛世，岭南著名儿科医家，自幼博览群书，握其枢要。陈复正自幼体弱多病，深受疾病折磨，立志成为济世良医，后出家罗浮山，师从一道士学习气功，道士不但是玄门正宗，还精通医学。陈复正尽得道士卓越医技，然后下山济世，竹杖芒鞋，四海云游，人称飞霞道士，所至之处，救死扶伤，沉疴立起，尤其擅长儿科。行医 40 年，治愈患者无数，积累临床经验，并在这基础上，收集前人有关儿科学文献。陈复正晚年定居在遂阳种杏草堂，对当时赫赫有名的大型医学丛书《医宗金鉴》有关儿科内容的欠缺，深感忧虑，立志对儿科证治进行刻苦研究。他博览群书，尤其注重幼科诸书，参互考证，去粗存精，去伪存真；加之本人临证心得，附以经验之方，于乾隆十五年（1750 年）写成《幼幼集成》刊行面世。陈复正说："是书虽言编辑，而幼科家言，又未敢尽信以为确。其理明义畅有俾实用者取之，浮靡不切者去之，间有未妥之处，即参以鄙见并素所经验者全之。"可见，《幼幼集成》不单纯编辑删订前人儿科文献，而且也包括陈氏平素临床经验。该书对以往儿科学著作中出现的错漏起到了矫枉纠偏的作用，奠定了陈复正在中医儿科学的地位，被认为是"清代有代表性的儿科学家之一"。

随着岭南医学的发展，儿科在清末民初又出现了一个发展的小高潮，出现了被称为"岭南儿科双璧"的清朝末年的程康圃和民国初年的杨鹤龄，杨氏儿科学说与程氏既有共通之处，又各有千秋，二者关系相当密切，代表了近百年来广东儿科学的水平。

程康圃，名德恒，高明人。查广东各地方志均无其传。唯从程氏著述《儿科秘要》刊版年份（1893年）、印书人序言、后跋中略知，程康圃生当19世纪，为清代道光至光绪年间人，程氏祖辈，在当地是颇有名望的小儿科医生。程氏幼承家训，博览群书，加之行医近五十年，学验俱丰，晚年著书立说，将祖传六代的儿科经验及自己临证所得，传于后人。其《儿科秘要》又名《小儿科家传秘录》。是书确立了儿科八证即风热、急惊、慢惊、慢脾风、脾虚、疳证、燥火、咳嗽和治法六字即平肝、补脾、泻心的学说，奠定了程康圃在中医儿科的学术地位。

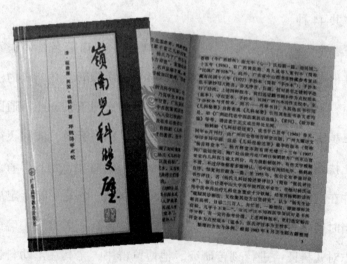

《岭南儿科双璧》，岭南儿科名家程康圃及杨鹤龄的著作，由邓铁涛等点校出版。

杨鹤龄，大埔人。生于1875年，卒于1954年，享年79岁。杨氏也是医学世家出身，祖辈儒而通医，于医学素有心得。其父杨继香，为省城广州各善堂及广东育婴堂医生。鹤龄自幼即随父研读医书，长大后在堂跟诊，年仅 17 岁，考取前清官医。光绪三十三年（1907 年），其父逝世，32 岁的杨鹤龄继任广州东山育婴堂内儿科医生。育婴堂内收养婴幼共分七栅，其中一栅住危重患者，鹤龄把握病机，细心诊治，任职期内，积累了丰富的儿科临床经验。民国初年育婴堂停办，杨氏乃于广州旧仓巷（现中山四路一内街）十七号设"杨吉祥堂"，因医术精湛，名传遐迩，每日踵门求诊者甚多，悬壶 50 多年，活人无数。晚年将 50 多年之儿科经验加以整理，写成《儿科经验述要》一书。这本书是杨氏的学术思想和临床经验的总结，是儿科的重要书籍。

岭南医学儿科，从刘昉形成到陈复正进一步发展，再到程康圃、杨鹤龄对岭南儿科理论的完善，近 1 000 年的发展，一脉相承，奠定了岭南儿科在中医儿科学中的地位。

岭南妇科荫妇人

中医妇科学历史悠久，早在战国时期，就有专职的妇科医生，扁鹊就在邯郸做过"带下医"；这带下医就是妇科医生。可见在秦汉之前我国的妇科就已经独立成科了。

岭南明代以前的妇科学文献虽然很少，但岭南人民代代生存，人口繁衍昌盛至今，妇儿科医生所做的贡献很大。明代以后，岭南也出现一批妇科学文献著述，在许多综合性医书里，妇科内容均占一定篇幅，如何梦瑶《医方全书》内，就有《妇科良方》一册；而专门的妇科学文献著作，近代各地方志记载亦颇多，据不完全统计近代岭南妇科专著约有 10 册，在不到百年的时间里一个地区有这么多的某一学科的专著，应该是一个高产的学科。在现存的清代岭南妇科学著作中，以南海何守愚《广嗣金丹》影响较大；而岭南著名妇科学医家，近代有鹤山吕楚白、南海谢泽霖，现代有南海罗元恺、澄海蔡仰高等。

何守愚，字芥园，南海人。生平喜欢岐黄之术，兼以研究方术，搜集秘录多年，于清光绪十二年（1886 年）辑著《广嗣金丹》二卷。其例言说："是书专言广嗣之法，类分四门，曰种子、曰安胎、曰保产、曰妇幼。各门中皆采昔贤格论与及前人妙法，经验良方分类纂入，俾阅者一目了然，易于知所适从。"由于一个出色的妇科医生必须具备丰富的儿科知识，尤其是新生儿急救知识，因此该书中有妇幼一篇，《广嗣金丹》是一部以妇科为主的妇儿科学专门著作，各编内容以汇辑前人文献为主，并略加评述，起画龙点睛之作用。其汇辑文献，取材广博而又不失其精要，体现了何氏妇科学的理论水平及临床治疗经验。《广嗣金丹》"版存佛镇金谷楼书坊，印以数千计，盛传两粤"，可见其影响流传之广大。

罗元恺，字世弘，出身于书香之家。其父罗棣华是晚清儒生，精通医学。他幼承庭训，童年曾就读于私塾，诵四书五经及古文诗赋，并得其父之指导及熏陶，对中医学亦有所接触。1930年考入广东中医药专门学校就读，在中医学校的5年里，罗元恺勤奋学习，通读了《黄帝内经》《难经》《伤寒论》《金匮要略》《本草纲目》《温病学说》等经典著作，对中医学有了深入的理解。经5年的研修与临床实习，1935年罗元恺以总成绩第一毕业，并留任该校附属的广东中医院任住院医师。他长时间在临床锻炼摸索，积累了丰富经验，为日后的中医教学科研工作打下了坚实基础。中华人民共和国建立后，罗元恺积极从事中医教学工作，历任广东中医药专门学校校长、广东中医院院长、广州中医学院副院长、广州中医学院妇儿科教研室主任、广州中医学院学位评定委员会主任委员，是国务院首批授予妇科学博士研究生导师之一。

罗元恺学术造诣很深，他认为研究中医学理论，应着重阴阳，它是中医理论体系的核心，尤其推崇张景岳学说，对妇科疾病治疗从"肾"着手，在不孕症、先兆流产、功血、痛经等妇科疾病的辨证论治方面取得显著效果。罗元恺论著颇丰，科研成果丰硕，著作有《罗元恺医著选》《注释妇人规》《常见妇科病的中医疗法》《活血化瘀法对妇科疾病的运用》等，主编教材工具书《中医妇科学》《中医儿科学》《医学百科全书·中医妇科学分册》，研制成功的中成药有"滋肾育胎丸""田七痛经散"。

岭南妇科虽起步较晚，但发展迅速，名家名著较多，并在全国有一定影响，为岭南地区乃至全国的妇女医疗保健做出了重要贡献。

岭南中医药组织和刊物

中医经过几千年的发展，清朝末年，随着"天朝上国"封闭的大门被西方列强的坚船利炮打开，"西学东渐"的思潮冲击着国人的思想，并由此滋生了"废除中医"的谬论。在中医界以及全国民众的抗争下，中医终于顽强地生存下来。这是一段中医抗争的历史，在这段风起云涌的历史里，中医药组织作为一种非常特别的形式承载了近代中医保存、抗争、发展的命脉。

19世纪末，作为"一口通关"唯一口岸的广州，最早接受了西医，并开办了西医院和医学院。从1935年伯驾建立中国第一所西医院开始，广州逐渐形成了中西医两种医学、两支队伍并存的局面，在社会上引起了重大的反响。一方面，随着西医的发展和逐渐被接受，中医界人士开始思考中医药的出路；另一方面，由于鸦片战争后民族危机加深，知识分子中的爱国思潮逐渐发展，在这样的历史背景下，"广东医学求益社"应运而生。

1906年6月，广东第一个中医社团组织——广东医学求益社，在南海县（今佛山市南海区）横江墟成立。求益社很快得到了发展，广东医学求益社的发起人黎棣初等11人都是世医或儒医，但他们并不是盲目地排斥西医，而是对中西医进行客观的评价。他们的学术思想与当时社会上主张"中学为体，西学为用"的思想也是接近的。

求益社为了促进学术，每月初一出题，每次三题，前两题出自《黄帝内经》

《难经》《伤寒论》《本草纲目》《金匮要略》等五部中医经典，后一题不拘古书，时症及西医均可，各地中医自选一题撰写论文，15 日交卷，25 日定出名次，前五名论文刻印为该社的课卷，前十名张贴出来供大家学习。从 1906 年到 1912 年，这样的交流共举办了 70 多次。

1912 年民国成立，广州求益社改名为广州医学卫生社，并搬到了广州南关厂后街三界庙内。同时坚持论文评选的活动，尽管时局动荡，但仍然坚持到 1918 年，共举行了 40 次。

1917 年，广州医学卫生社衍生出"广东中医教员养成所"，学制一年，课程共计 8 门，其中除 7 门中医课程外还设有解剖。到 1922 年共计培养学生 100 多人。1924 年在陆海军大元帅大本营内政部备案，改称为广东光汉中医专门学校，正式招生上课。

这些社团实际是中医学堂的雏形，为以后广东中医教育的兴起，并担负起传承中医的责任奠定了基础，准备了教材，培养了一批优秀的教师。随着中医社团的发展，中医人才的培养已经迫在眉睫，中医专门学校的创办已是呼之欲出。

1913 年，省港药材行暨广州中医知名人士共同倡议创办中医高等本科专业学校——广东中医药专门学校。该校筹建于 1913 年，并于 1916 年 10 月正式成立中医药学校省港筹办处，公推卢乃潼、李蓉生为广州筹办处总理，伍耀庭、曾思普为香港筹办分处总理，经过多番努力和抗争，终于在 1924 年 9 月 15 日，广东中医药专门学校建成举行开学典礼，首任校长卢乃潼发表演讲："中国天然之药产，岁值万万，民生国课，多给于斯，倪因中医衰落，中药随之，其关系至大，本校设立之宗旨，习中医以存中药，由中医以通西医，保存国粹。维护土货，以养成医学之人才。"这是卢氏对学生的训词，也可以说是省港中医界创办教育之目的。

广东中医药专门学校至 1955 年停办。30 年中共有毕业生 21 届 571 人，曾学课于该校者 322 人，合计 893 人，培养了大批优秀中医药人才。他的学生中有很多是广州市、广东省甚至是全国的名老中医，如张阶平、李仲守、罗元恺、邓铁涛、刘仕昌等，都是广东中医界的元老。他们自身也是广州中医学院，也就是现在广州中医药大学的老师，用自己的学识和临床经验培养着中医的后来人，是中医的传薪之人，为中医的发展发挥着自己的光和热。

　　广东的中医社团和中医学校大部分成立于 20 世纪初，那是一个国家动荡，中医饱受摧残，风雨飘摇的年代，也就是因为有了当时中医人的坚韧的斗争，创办了这些中医的社团和学校，让更多的人认识和学习了中医，扩大了中医的影响，才有了中医的得以保存和后来的进一步发展。因此，从这一点上说，中医社团和中医学校的创办是中医发展的重要契机，在中医发展史上是一个重要的举措。

百年沉浮

广东中医药组织缘起

中医几千年来传承的模式都是拜师学艺，即私塾学，这和中医学术的特殊性有着莫大的关系。中医是实践性的学问，不是单纯背好书就能成才，需要一定的实践，比如面色、舌脉等的判断，都是经验的积累。所以，老师的教授必不可少，即便是私塾，绝大部分也都是早已成才之后的进一步学习。

随着中医的发展，中医的传承模式渐渐有了些许变化，首先是到了清代末年，广东开始产生了一些中医药组织，如"医学求益社"（中医组织）、"南北经纪行"（中药组织）等。这些组织的缘起与中医学校的创办有着直接联系，并反映了当时的社会政治经济背景。

广东中医界结团集社

1. 广州医学求益社

光绪二十四年（1898 年），南海康有为、新会梁启超实行戊戌变法，在百日维新期间，光绪帝采纳了他们的计划，发出了几十条改革政令，其中有一条是"命设立医学堂，归大学堂兼辖"，就是说，国立医学院的设立已被列入改革政令之中。改革科举制度，加试实用学科，逐渐成为当时有识之士普遍要求。但因科举之制沿革了 1 200 年之久，梁启超又提出有"合科举于学校"的改良方法，即把科举出身与学校出身等同起来。光绪二十八年（1902 年）钦定京师大学堂谕旨明文："学生学成后赏给生员、举人、进士。"如两广军医学堂甲班毕业生

34 名，援照京师医学馆毕业方法，分别奖以岁贡、廪、增、附生各出身。也就是说，当时医学堂的毕业生也有了入仕的出身。至光绪三十一年（1905 年）八月，清帝谕立停科举以广学校，决定由光绪三十二年（1906 年）起废止科举，兴办学堂。广东报纸刊登有消息："太医院拟奏，将令各省地方大吏，保送精通医士到京考试，赏以举人、进士。"粤省巡警道王（警察署）又颁布了有关医事政令一系列章程，如"救伤传习新章程""药剂师立案章程""产科生立案章程""调剂西药房立案章程""西医生立案章程""西医院立案章程""产科传习所立案章程""赤十字会立案章程"等，其中心内容，皆谓今后凡为医生者，须经有关当局立案方得充当。

业医者须学有出身，实行考核，看来已是势在必行。这意味着今后中医生要立足社会，开展业务，就必须获取学历正名。学堂是仕取学历场所，朝廷虽然有筹办医学堂的倡仪，但广东未见实行；且欧美风潮，逐渐东移，正通过各种方式一点一滴渗透进中国社会，尤其是公派出国留学，学成归来的学子成为国家的主要建设者，将来官办之医学堂，必仿照西法办理无疑。因此，依靠自己力量筹谋组建中医学堂，才是最切实可行的方法。但中医学堂不是朝夕可以建成的，它需要有一个过程，先行结团集社，组织医界同人，进行理论学习、临床技能提高，以适应日后学校教育工作之需要，在广东中医教育史上，这是一个非常重要的阶段。

光绪三十二年（1906 年）六月，在广州府下辖之南海县（今南海区）横江墟，出现了广东地区第一个中医社团组织——医学求益社。医学求益社的发起人是罗熙如、黎棣初，他们两人都是读书人出身的中医生。罗熙如（1860—1927），名绍祥，南海人，贡生出身，广州府考取中医第二名，历任广州崇正善堂、澳门镜湖医院医师，著有《儿科释要》《伤寒科辑注》《中国药物学教科书》等，其医馆罗明恕堂设广州仙湖街。黎棣初（1872—1938），名元望，南海人，候选布政司理，南海老中医黎少彭之子，医馆黎杏春堂就设在广州冼基南。罗、黎两人儒而通医，有一定的组织才能，发起医学求益社后，苦于南海县（今南海区）横江墟地处一隅，难图发展，拟议搬迁广州，于是走访省城内外，寻求志同道合者磋商，得到下列十多位粤省名医支持，他们是：

黄焯南（1868—1940），名鼎勋，新会人，贡生出身，医馆设于广州东横街庆云庵杏林堂。

梁乐之（1849—?），名理循，顺德人，庠生出身，医馆设于佛山西便巷梁安善堂。

关聘儒（1868—?），字家藩，南海人，职生出身，任清远县仁爱善堂主席。

潘陆仙（1874—?），名永礼，南海人，广州府考取医学第一名，著有《医药姻缘录》一书，医馆设于广州大塘街潘养和堂。

李佩臣（1868—?），名锡年，南海人，医馆设于南海平地堡李身保齐堂。

何子云（1864—?），名鸿湛，增城人，增生出身，医馆设于番禺直街何广恕堂。

孔寿琪（1872—?），名广勋，南海人，医馆设于南海横江墟普生堂药店。

任韵儒（1871—?），名孝若，南海人，增生出身，任佛山育婴堂赠医主席。

…………

另外，一些社会知名人士如易兰池（名学清，鹤山人，戊辰进士，任粤省咨议局正会长，教育总会正会长）、苏伯庚（名元瑞，高要人，壬戌举人，任粤省咨议局议员）、苏星渠（名秉枢，候补四品京官）等亦表示支持，遂于1906年8月，广东地区这批读书人出身的中医生共计三十余人，在广州省城仙湖街罗明恕堂医所举行会议进行磋商，即席决定成立广州医学求益社，社址由南海横江墟搬迁入广州西关，并由罗熙如执笔起草《广州医学求益社联课小引》，这是一份很有参考价值的近代医史文献，故文录如下：

"医学有求益之邃功，而无速成之希望。以黄帝神圣，尚咨于岐伯而作《黄帝内经》，诚以医道精深不可不覃思讨论也。往古君如神农药尝百草，相如伊尹方著汤液，汉仲景以长沙太守作《伤寒论》《金匮要略》，金科玉律昭示来兹，奈后世视为末技，通儒硕学不暇及此，医道日以不振。国朝乾隆中诏修《医宗金鉴》，而医术渐昌。

闻泰西医士，皆经考验，学有本原，始出治证。乃者新政修明。近阅各报，知太医院拟奏，将令各省大吏，保送精通医士到京，考试赏以举人、进士。即西医卒业，亦当补习中医，且恐风气不广，官立之医学无多，拟劝谕地方绅商广设医学社以收研究之益。窃辛本社恰得风气之先声，我辈或闭户著书或悬壶拯疾，顾可不集众思广众益以预储实学光欠？夫玉虽畸异，非功错不发宝光；木虽轮困，非斧削不成伟器。凡我同人，宜互相砥砺，矧医者仁术也；联课者，文事也。所谓以文会友，以友辅仁，又孰有急于此者。兹将本社章程胪列于后。"

意思就是说，医学是一门学到老活到老的学问，欲速则不达，古来圣贤如黄帝、神农、伊尹等都曾做医学的金科玉律，即便是西医学也需要通过考试，持证上岗。随着时代发展，国家也成立医学堂，对医学院毕业者进行考核，即便是西医毕业，也需要补习中医，而且，官办医学堂不多，中医学堂更少，为了劝谕地方贤达人士支持医学研究而成立中医社团——医学求益社。医学求益社以文会友，以友辅仁，很快就联络起了广州、南海、佛山、中山、四会、顺德、花县（今广州市花都区）、江门、三水、清远、东莞、保安、香港、澳门等地医界同仁三百八十三人，另有社董六十七人，合计四百五十人，共同商议广东地区中医大事，并准备以此为基础，扩充设立广东的中医学堂，如在该社刻印的课卷里就有一条规则："议医学堂。亦议早日筹办。"

光绪三十四年（1908年）二月，广州医学求益社正式行开幕礼，粤省督宪张人俊派员前来训词以表示对这一社团的重视。医学求益社总所初设广州西关十二甫中约大屋，后又迁往西关宝华正中约闸口，由于医社同人分散于各地，所以都是用"命题作文"的形式进行交流。题目每月初一发出，每次三题，第一、二题以中医《黄帝内经》《难经》《伤寒论》《金匮要略》《本草纲目》五书内容为限，第三题不拘古书，时症及西医均可，三题任选其一，也可以全做，每月十五交卷，由上月评选为首者负责改阅，于二十五日定出论文名次，前五名发刻为该社课卷，另外取前十名贴堂作为表彰，也让大家阅读。由省内各路二十九个代理处广为发行。从1906年至1912年为止，前后共进行了七十多次论文评选工作。社内还附设赠医席四席，由社友每日轮派四人，义务担任，每席医师日限诊四十症，疑症互相研究，实地练习，患者持该社药单，可在广州九大善堂（即爱育、崇正、四庙、惠行、广济、赞育、志德、润身社、方便医院）内免费给药。又附设一图书所，以俾同人广开见闻。并计划筹办制药局、留医所等，他们情绪热烈，决意做一番事业。

2. 广州医学卫生社

1911 年，辛亥革命一声炮响，点燃民主人士心中的希望，将清朝末代皇帝溥仪赶下了乾清宫的宝座，推翻了几千年来封建王朝的统治。民主救国、科学救国的思潮风起云涌，1912 年民国政府成立，推行新政，首重卫生，广州医学求益社改名广州医学卫生社。社所搬迁入广州南关厂后街三界庙内。卫生社的宗旨更加明确："联络医界团体，振兴医务教育。"

卫生社的社务工作由潘茂林、鞠日华、陈月樵等人主持。潘茂林，番禺人，行伍出身，为前清两广督标中营游击统带，兼通医术，首任广州医学卫生社社长，后任广东光汉中医专门学校校长、光汉中医院院长、中央国医馆名誉理事等职。鞠日华，字海天，一字升之，中山人，医生出身，为伤寒名家陈伯坛高足，寓省城南关厂后街崇德善堂，先学课于求益社后参加卫生社，卫生社转办为光汉中医学校后任伤寒科教席，专门讲述陈伯坛著作《伤寒门径》。陈月樵，名炳翰，番禺人，近代岭南著名内儿科医家，寓省城南关清水濠寿世善堂，先主持卫生社务工作，后又创办广东中医教员养成所任所长，主教《内经素问》等课程。

广州医学卫生社成立后，又吸收社员一百六十七人，名誉成员六十人，共计二百二十七人。学术活动的方式，乃按照原医学求益社办法，开展论文评选活动，并扩大参加人选范围，即不局限于卫生社内社员，凡社会开业之中医师均可撰文参加评选，每会课榜录取一百名存案，但只将前三名论文刻印。由于当时社会动荡，论文评选工作只能断断续续地进行，1913~1918 年，广州医学卫生社共出月试课榜四十会，但仍在医学界存在着较大的影响。

3. 广东中医教员养成所

1917 年，广州医学卫生社衍生出"广东中医教员养成所"，是中医药学校的雏形。陈月樵主办，地址广州小东门清水濠，学制一年，课程共计八门。其教员主要有：方闻兴（1863—?），字以行，东莞人，广州医学卫生社第一期同人，任省城普惠善堂医席，在中医教员养成所教授《难经》《脉学》。冯育神，南海人，教授《伤寒论》。李光策，番禺人，教授《金匮要略》。陈月樵主讲《素问》。杨若衡（1869—?），名云蔚，顺德人，广州医学卫生社第二期同人，教授《诸家学说》。陈主平教授《刺灸》。麦少神教授《解剖》。后增设《温病学》一科，由顺德高贯岐主讲。1920 年广东中医教员养成所交由"广州中医公余别墅"（广州中医师公会前身）接理，办至 1922 年时已有五期毕业生共计百余人，可谓"桃李满天下"，为中医在广州的发展奠定人才后备基础。

4. 广东医学实习馆

1918 年由原医学求益社同人创办广东医学实习馆，又名"广州医药实学馆"，地址广州西关十八甫冼基南，主持人罗熙如、黎棣初，教习有麦冠萍、黄干南等。麦冠萍（1869—?），名殿元，监生出身，医学求益社第二期同人，后任广东中医院名誉医生，著《中医病理学教科书》。黄干南，生卒年不详，名恩荣，原籍三水，占籍佛山，出身医学世家，祖父黄积昌、父亲黄殿中（字慎堂）及兄弟黄恩湛、黄恩铭、黄恩永都是医生，设药坊于佛山，善制丸散膏丹，古道热肠，每逢暑天，便免费赠送解暑凉茶于路人，《佛山忠义乡志》有载。黄干南幼承庭训，习儒学医，科中举人，著有《泂溪医案唐人法》《唐千金类方》等，并在省城双门底上街（现北京路）开设黄干南药行，儿子黄悌君亦精医，新中国成立后任广州中医学院教师。

黄干南协同罗熙如、黎棣初、麦冠萍等人合作办理广东医学实习馆前后六年，毕业学员共计百余，其中 1918 年入学的 49 名学生得到粤省公署李耀汉省长核准备案。医学实习馆学制两年，学员多是广州市开业医生，毕业时须缴交医学论文一篇，所选题材，多以中医为主，旁参西学，故粤省公署民国七年（1918 年）第 6369 号指令云：医学实习馆"各科讲义沟通中西学说，能与立学主旨相符"。1925 年广东医学实习馆改名广东中医药专门学校（又名广东中医学校），校址广州西关恩宁桥脚，据广州市名老中医陈敬昭回忆，他 1925 年考入该校读书，1927 年因校长罗熙如病逝，学校停办，部分学生转入广东光汉中医专门学校。

5. 九大善堂

与上述中医社团组织并存的是一些善堂。所谓善堂，绝大部分是民间热心人士出资创办的社会慈善机构，其不但赠医施药救伤、扶危济困，且聘请省城内外著名中医任职，成为中医临床教学基地。据广东省名老中医何汝湛教授的回忆，清末民初广州有九间著名的善堂，俗称"九大善堂"，简略介绍如下：

（1）城西方便医院。地址即现广州人民北路市第一人民医院。该院由南北行（中药业）、金丝行（丝绸业）、三江行（土杂货业）发起募捐，海内外各界人士及广大贫苦民众出钱出力，于1899年建成。事业种类为留医、赠药、急赈、敛葬。黄花岗广州起义七十二烈士尸骨即由该院收殓。广东近代许多著名中医都曾任过该院医师。1938年以后方便医院改为西医院。

（2）崇正善堂（1896—?），主持人黎少伯，地址广州西关第十甫。

（3）四庙善堂（1885—?），主持人邱石如，地址广州西关蟠龙南。

（4）爱育善堂（1871—?），主持人黄载堂，地址广州西关十八甫路。

以上四间善堂赠医施药，均以内、儿科著名。

（5）惠行善院（1903—?），主持人朱品三，地址广州晏公街，以独设疮疡科出名，所制膏丹丸散，很有功效。省城四郊贫苦乡民，前来求医者甚众。当时名中医黄雄洲、谢培初、黄子明、薛东源等即在此义诊。

（6）广济医院（1892—?），主持人陈香邻、植梓卿，地址广州一德路。

（7）赞育医社（1905—?），主持人卢泽民、卫百揆，地址广州河南德兴直街，出版有中医期刊《赞育月刊》。

（8）润身社（1854—?），主持人何梦觉、李敬三，地址广州大东门荣华南，该社《广东医学实习馆课艺》，民国七年省城同安街大同印务局出版。

（9）志德婴孩医院（1908—?），主持人伍佩琳、宋季辑，地址广州城西永安约。

据不完全的统计，民国年间广州至少有善堂院社二十一间，即除上述九大善堂外，另还有：崇本、回春、最乐、庸常、爱群、述善、寿世、普善、遵圣、广行、全体赠医局、河南赠医所等，它们都开展有赠医施药的业务，故中医中药在市民中有深厚基础。

中医社团组织将各地个体开业的中医生团结起来,是广东中医近代史上一件大事,它代表着广东中医界的力量,对于维护中医自身生存利益,发展广东的中医事业起到了重要作用;它通过学术交流极大地提高了广东中医学术水平,为民国年间广东各中医学校培训了许多教师医师。例如医学求益社的陈惠言、陈汝器、梁湘岩、古绍尧、卢若愚;医学卫生社的吕楚白、邓鹤芝、郭梅峰、吕安卿、卢宗强、钟少桃;中医教员养成所的周仲房、邓炳煌、庄省躬、陈月樵;医学实习馆的陶葆荪、谢泽霖、黄悌君、谢培初、黎兑刍;九大善堂的梁翰芬、黎云卿、许振庆等,1924年以后分别任教于广东的各间中医学校。因此,结团集社是将中医教育由带徒向学校过渡的形式,它可以作为一种学历正名,由广东中医界主办的光汉中医专门学校就是在上述中医社团组织基础上创建起来的。

省港药材行做智力投资

兴办广东中医教育的另一股力量来自省港药材行,即广州药业八行与香港药业三会。药材行商组织缘起的时间比较早,它与承缴行厘台费(军饷)有关。1850年至1864年,广东花县(今广州市花都区)洪秀全、广西桂平杨秀清起太平天国之事,清廷兴兵镇压,军饷缺乏,江楚大吏奏请抽厘(厘、厘金,征税以助军饷,取之极微谓之厘金),咸丰三年(1853年)各省奉旨一律遵行。同治元年(1862年)广东设全省厘务总局,其办法由各行商人酌认岁纳银数,以买卖之大小定坐厘之多寡,是时已有药材行商组织出现,不过称呼什么则无从考究了。

及至光绪十六年(1890年),两广总督李鸿章因修筑炮台经费尚未筹及,又奏请仿照巡缉经费办法劝办炮台费用,故"台费"亦军饷一种,它与"厘金"合称为"行厘台费"。其实都是朝廷官员借军饷之名搜刮地方商贾的名头。光绪二十二年(1896年),李鸿章传习省城坐贾劝谕报效台费之数目,具体事宜交由易兰池(名学清,鹤山人,进士出身,粤省咨议局正会长,后被聘任为广州医学求益社社董)、卢乃潼(字清辉,号梓川,顺德人,举人出身,咨议局议长,广东造币厂厂长,后被广东中医药界公推为广东中医药专门学校校长)等执行。易兰池、卢乃潼两人召集广州各行各业商人在文澜书院(现下九路妇儿百货商店)开会,协议成立广州总商会，地址设省城晏公街（现广州日用工业品公司），统收各行商军饷上缴金库。文澜书院会议后，省城药业始有分行。据原南北行经纪人谭德成先生的回忆，省城广州有药业八行是：

1. 广州药业八行

（1）南北经纪行。批发各种药材原件，最先成立，地址广州天成路贤乐里20号同德堂。

（2）省城药材行。地址广州上九路，张大昌寿世会馆设于此，省港药材商经常假座张大昌寿世会馆开会。该行专营生熟药材市面零售，故又有生药行熟药行之分。

（3）生药行。

（4）熟药行。

（5）西土行。地址广州晏公街，专售桂枝、桂皮等几味广西药材。

（6）丸散膏丹行。地址广州永汉路陈李济，也叫杏和堂。陈李济创办于明万历二十八年（1600年），至今已有四百余年历史，为华南地区乃至全国有名的药材商号。其有对联曰："火兼文武调元手，药辨君臣济世心。"

（7）幼药行。地址广州仁济路，专售一些名贵细药，如牛黄、麝香、熊胆等。

（8）参茸行。地址广州荳栏横街，专营各种参茸补品。广州药业八行下属的中药材铺共计有五百五十三间。

除省城药业八行之外，佛山成药业历史也很悠久，不少产品驰名国内外。如李众胜保济丸，冯了胜跌打风湿酒，源吉林甘和茶，何福山黑鬼油，梁家园少林膏药，甘露园紫雪丹，马伯良七厘散等。佛山可以说是广东成药的发祥地，在粤汉、广三铁路尚未兴建时，各省货客、货船及办庄，聚集佛山，成为国内商业重镇，药业生意亦随之兴旺，其甚至盛于广州。民国建立以后，省城交通发达，广东省制药业中心始转移至广州。

2. 香港药业三会

据广东省名老中医罗元恺教授生前的回忆，香港药业三会是：①南北经纪行以义堂商会。②参茸幼药宝寿堂商会。③香港中药联商会。香港虽属英管辖，但药材货源于大陆内地，市场客主多是华人，故省港两地药材行商在历史上有渊源。

那么，药材行是怎样与中医教育挂上钩的呢？我们知道，帝国主义侵略中国目的之一是要掠夺市场，广东是我国商业资本发展的重要区域，药材生意在广东的经济活动中占据一定位置，故被作为"课征目的物"列入金库（财厅）"岁入经常门"。自海禁大开，舶来品如洋药进入我国，据《清史稿·食货志》统计："查洋药由印度先到香港，然后分运各口。……同治十二年至光绪四年（1873—1878年）到港洋药每年八万四千箱至九万六千余箱，运销各口。"洋药与日俱增，中药延年递减，如照此发展下去，中国天然之药产，必将尽归淘汰。鉴于这一紧急情况，省港药业同人从民国二年（1913年）起，多次集议于省城药材行张大昌寿世会馆、南北经纪行同德堂，他们深感时势多艰，医与药两者关系至为密切，所谓"中医衰落，中药随之，其关系至大"。为保持中医中药之不坠，决议作智力投资，提出"习中医以存中药"的口号。民国六年（1917年）三月正式成立"中医药学校省港筹办处"，卢乃潼、李蓉生两人为广州筹办处总理，伍耀庭、曾思普为香港筹办分处总理，以专责成。同年夏季，省港药业同人梁兆南呈送《论中医药书》致广东省省长朱庆澜，书中谓：徒以欧风东渐，政俗模仿他人，是不惟失吾国固有之医学药学，且年少省港药销之三千万巨金，将人不亡我而我自亡矣。且中药之锐减，亦中医不实力研求，业此者皆为米盐之计，人尽可为，其真伪莫辨，是不独草菅人命，业医术拙劣，而药品亦必无以自存。有识者怒焉忧之，故吾热心之士，捐资创建中医药学校，拟请咨部立案。全书晓之以中医药与经济血脉相关之理，动之以中华文化、治病救人之情，洋洋洒洒，言辞恳切。

梁兆南致朱庆澜论中医药书后，广东省署仍未肯立案办理，卢乃潼亲自上北平找内政部长徐兆祯，几经交涉，及至民国七年（1918年）一月十五日、一月十七日，才先后奉到北洋政府内政部及粤省公署行文批词，准予广东中医药专门学校备案。自此以后，省港药业众人共同努力，艰难缔造，惨淡经营，前后二十年时间，汇集大洋三十五万，于1924年建成广东中医药专门学校，1933年广东中医院竣工，这是一所由广东中药（医）界创办的学校，在广东中医药教育史上占据重要位置。

广东中医学校的创办

广东中医药两界人士，在北洋军阀国民党政府没有分文资助的情况下，经过十余年艰苦卓绝的准备，至民国十三年（1924 年）九月，广东中医药专门学校、广东光汉中医专门学校终于正式开办，它标志着广东中医教育已由各地分散的带徒经过结团集社进入至学校阶段。

广东中医药专门（科）学校

1. 历任校长

广东中医药专门（科）学校，又简称"中医专"，它是由广州药业八行与香港药业三会暨广州中医知名人士共同倡议兴办的中医高等本科专业学校。卢乃潼首任校长，陈任枚继任校长，两人对创办发展中医专校做出了重大贡献。

卢乃潼，幼学举子业，本意出仕，但生逢乱世，清政府被推翻，历任广东咨议局议长，广州菊坡精舍、学海堂书院（均广州一中前身）学长，广雅书院（广雅中学）院长，广州中学（由羊城、越华两书院合设）校长，主持上述院校教育工作十五年，"成就人材为至众，此皆阐扬文化，振兴教育之大端也"。

光绪二十二年（1896 年），卢乃潼因收取"行厘台费"与省城药业诸公多次接触，深感中药材在广东商业经济活动中占据重要地位，但由于中国近代社会急剧地趋于半殖民地化，洋药大量进入中国市场，中药销售量逐年减少，尤其是清王朝北洋军阀政府崇洋媚外，专西抑中，抑压中医，这不仅关系着我国固有的医学药学有散失的可能，而且直接影响广东地方中医药从业人员糊口生计。为维护民族经济利益，卢氏引《诗经》"风雨如晦，鸡鸣不已"以自勉。这也是他晚年立志为中医教育事业捐躯献身的出发基点。

1913 年 1 月，北平教育部公布大学规程，不列中医教育入院校系统。省港药业诸公感时势多艰，为保持中医中药之不坠，决议着手筹办中医药学校，同年三月集议于广州上九路张大昌寿世会馆（省城药材行地址），一致公推卢乃潼为"中医药学校省港筹办处主席"。卢氏愤然曰"神州国粹，不绝如线，同仁焉忧之，爰创立广东中医药专门学校"。是故义不容辞，挑起重担。

创建学校，经费是首要问题。卢氏不畏艰难，对中医教育事业满腔热忱，毅然赴省港各地沿门劝捐，从 1913 年至 1924 年，广州药业八行与香港药业三会共汇捐大洋十万，而他一人就募捐学校大礼堂全部建筑费。他在职期间，不受薪金，全当义务。他为学校立案，四出奔走，开始广东省署迟迟未予核准，1917 年 3 月卢氏亲自上北平找到内务部长交涉，虽屡经波折而始终不懈，终于同年 12 月内务部行文批示至粤省，翌年 1 月，广东省署才勉强准予中医专校立案。

中医学校在当时纯属首创，并无先例可循，各项工作均须摸索进行。卢氏出身教育界，深感培养人才至关重要。他说："读书而不能医者有之，未有不读书而能精医者。"遂聘请广东地区医学、教育两界名流聚议，如陈任枚〔（1870—1945），南海人，中医专继任校长）〕、卢朋著、管季耀、廖伯鲁、陈惠言、谢泽霖、陈汝器、梁湘岩、古绍尧、吕楚白、梁翰芬、刘赤选等一班知名人士共同制定教学大纲，编写教材讲义，充分体现了他知人善用的组织才能。为解决学生临床实习基地，他又计划筹建广东中医院，议举代表赴南洋募捐；晚年在病榻弥留之际犹殷殷以倡建医院为念，足见其对中医事业一片赤诚之心。

鉴于卢乃潼对创建中医专校所做出的卓越贡献，1923 年 12 月 18 日，省港药业同人在香港联益公司开会，公推他为第一任校长。1924 年 9 月 15 日，广东中医药专门学校建成（即现广东省中医院住院部）行开学典礼，他发表演讲："中国天然之药产，岁值万万，民生国课，多给于斯，悦因中医衰落，中药随之，其关系至大。本校设立之宗旨，习中医以存中药，由中医以通西医，保存国粹，维护土货，以养成医学之人才。"这是他对学生的训词，也可以说是他办中医教育的目的，中医不仅是一门技术，更是一个关系到数以十万计人的生计问题的行业。

1927 年 8 月 29 日，卢氏不幸病逝，享龄七十八岁。广东中医界为纪念卢氏对创办中医教育的丰功伟绩，同时亦为失去中医教育界的栋梁而感到悲痛。为继承卢前校长遗志，中医专校董会又推选陈任枚继任校长职。

陈任枚（1870—1945），南海县（今佛山市南海区）狮山乡人，为广东近代的温病学家暨中医学教育家，继任广东中医药专门学校校长。

陈任枚家本清寒，自幼读书赖父亲勤俭供养。及长，因科举不就，乃在乡设塾课徒度日，其时适遇一归隐先辈精于医而藏书甚丰，陈执弟子礼事之，终结为忘年交，由是"抱济世心，敝屣仕途，笃好医学"，但仍操教学职务。当清末民初之际，相继任南海小学校长、南海中学教师兼学监，业余时间则为人治病，后以活人甚多，求诊日众，遂辞去教育职务，1921 年迁居广州设医寓于龙津西路，曰"陈敬慎堂"。

省城交通发达，人口稠密，易于染疫疾病流行，陈任枚每日接诊，多属急性高热症，故对温病发生之机制，进行深入研究，认为叶香岩《三时伏气外感篇》之说有临床实践作依据。广东中医药专门学校《温病学讲义》就是他与广州中医学院已故教授刘赤选（1896—1979，顺德人）合编而成，陈氏负责上篇总论部分，刘氏负责下篇各论部分，为当时中医学校各科讲义编纂质量最佳者。

1927 年 8 月，广东中医专校首任校长卢乃潼病逝。同年 10 月，中医专校开董事会，公开选举新任校长，提出陈任枚等为候选人。开票结果，陈任枚票数最多，据当时该校《中医杂志》校务记录谓："查陈先生历充各校校长、教员、学监，声望素重，复深于医学，任本校教席两年，生徒悦服，此次当选。"陈任枚医师教师出身，医学教育经验丰富，更兼仪表堂堂，谈吐清楚，讲话提纲挈要，使人无累赘之感；他善于勉励后学，自己出钱奖赏考试获前三名学生以资嘉勉，是以深受同学们爱戴；他鼓励学生维护祖国医学要敢说敢干，当时李仲守创办《医林一谔》杂志，就是陈任职校长后主张采用《史记》"千人之诺诺，不如一士之谔谔"之语而命名的。

陈任枚对广东中医事业的贡献，更主要的是他继承了卢前校长遗志，作为砥柱中流，领导学校度过恶劣环境。1929 年 2 月国民党政府中央卫生行政会议议决废止中医药案，于是引起 3 月 17 日全国中医风潮爆发，陈任枚表示极大愤慨，毅然率领广东代表前往上海，参加全国医药团体联合总会向国民党政府请愿。同年 5 月 18 日教育部令中医学校改称传习所，他又参加全国中医学校统一教材编写会议并任主席。由于全国中医药界的抗争，国民党政府被迫做出让步，乃于 1931 年 3 月在南京成立中央国医馆，陈任枚偕同梁翰芬、梁湘岩、冯瑞銮、卢朋著、谢香浦、卢宗强、管季耀、潘茂林、方公溥、陈道恒等十一人出席这次大会并任常年理事。陈任枚校长不负省港药业界及中医专校师生期望，使学校日趋兴盛，1933 年建成广东中医院，学生人数最多时达五百余。他的学生不少是第一批的广东省及各地市名老中医，如张阶平、区金浦、林夏泉、李仲守、关济民、杜明昭、简锡禧、甄梦初、罗广荫、罗元恺、钟耀奎、赵思竞、陈少明、彭玉林、杜蔚文、朱钊鸿、邓铁涛、司徒铃、关汝耀、刘仕吕等。港澳及海外中医界知名人士如刘云帆、潘诗宪、卢觉愚、饶师泉辈均是师事陈氏为入室弟子。

陈任枚为中医教育事业心力交瘁，1936 年以年老告退（1945 年于广州龙津路病逝）。从 1936 年至 1949 年，先后主持过中医专校工作的有：

周仲房，增城人，广东中医教员养成所毕业，历任香港港侨医院中医部主任，在中医专校编撰教材有《针灸学讲义》，与教育家卢公辅一起当教务主任。

冯霖若，李植芝，谭颖才。李、谭两人均为香港中药联商会主席，1938 年广州沦陷后中医专搬迁香港时任校长；沦陷前则由冯霖若充当。

潘诗宪（1912—1956），南海人，出身药材行商家庭。潘氏曾学习于中山大学医学院，后转学中医，为中医专第四届毕业生，年轻时已才气过人，历任香港东华医院中医长，广州中医师公会常务理事等职，著有《备用药方汇选》。1946 年抗战胜利后中医专复课，接任校长职，并兼任广东中医院院长。1949 年 11 月返香港定居，设办"港九中医研究所"任所长，对培育中医人才做出过一定贡献，可惜英年早逝，终年仅 44 岁。

新中国成立后1950—1955年，罗元恺任最后校长。由此可见，广东中医药专门学校办学从1924—1955年，前后共达三十载之久，为我国中医学校历史最长者。

2. 学校设施

广东中医专校1924年9月15日正式开学时，校舍占地面积十亩，共有三座建筑。头门建筑一座，石刻横匾书曰"广东中医药学校"七个大字，该石匾由省城南北药材行捐赠。礼堂一座，可容纳五百人开会，附有办公室、会客室，礼堂正面悬挂了一副木刻篆体字对联，文云"上医医国，先觉觉民"，提出治病与治国同样崇高之目标。教学大楼一座，内有教室十间，每间可容70人，办公室六间。以后校舍建筑不断扩展，图书馆、实验室、解剖室、化学室、幻灯放映室、印刷厂、中药标本室、生草药园圃、学生宿舍饭堂、篮球场等先后建成。学校还制定有校歌，歌词是这样的："中华医药炳千秋，学术研求。广南东道，菁莪毓秀，校舍好优游。师往哲，启新猷，晦明风雨共潜修，博采旁搜。上医医国，同心努力，玉幽金匮，光耀满神州。"它概括地指出了中医药的光荣伟大并反映学校设立的宗旨和努力方向，对全校师生起到了鼓舞作用。

广东中医专与其他各间中医学校相比较，更主要的是有自己临床实习基地。在校门口对面（中间隔麻行街），建有一座占地三百平方米三层楼高的广东中医院，于1933年9月落成开幕，内有大小病房二十间，病床三十多张，另设有各科门诊、药房、医疗室、护理室、煎药室、供应室、太平间等，成为当时较有规模的纯中医医院。伪广州卫生局虽然不承认中医学校教育，却承认广东中医院医疗："查该院组织章程大致尚无不合，准予立案。"可见其临床水平并不低于西医院，从1933年8月至1937年1月，单是门诊赠医（即免费看症）八万零九百二十五人，住院一千三百六十四人。学医者重临证，中医学校有了自己实习见习场地，教学质量方能得到保证提高。

中医专办学能长久，经济来源有较可靠保证为重要原因之一。据罗元恺教授回忆，学校基本建设靠各药材行募捐，办学常年经费，抗战前省港双方协议各付50%，每年约两三万大洋；抗战后广州药业财力不敷，全由港方支付，香港药业三会以买卖双方各抽1%佣金约持，每年亦几万港币。这是省港中医药界人士团结合作为子孙后代办的一件好事。

3. 学制课程

学校为五年全日制（解放初曾改四年），须经考试录取入学。考试科目特别重视国文，因中文水平不好，实难看懂中医古籍。课程计有：党义、医学通论、医学史、全体生理（中说）、生理学（西说）、解剖学、卫生学、药物学、方剂学、伤寒学、温病学、杂病学、诊断学、病理学、儿科学、痘疹科学、妇科学、喉科学、眼科学、外科学、伤科学、花柳病学、针灸学、化学、西法诊断、西药概要、国文学、日语、救护学、体育等三十门。中医课与西医基础知识的比例约为8.5：1.5，课程先中后西，以继承为主，并吸收一些现代医学知识。学生要在四年内基本学完上述各科，从第四年开始安排一些时间在门诊见习，第五年则以临床实习为主，实习完毕须经带教医师鉴定同意者方可毕业。实习期间仍有少量课程讲授。前四年每天上课6~8小时，每学期有两次考试，一为期中考，一为学期考，设有奖学金，凡学期各科总成绩第一名者免交一年学费；第二名则免交半费；五年总成绩1~4名者留在附属中医院当医生，以资劝勉。

中医专校是全国较早创办的中医学校，集中了广东中医精英人才的心血，因此，学生使用的教材，都是大批人才的心血之作，获得全国一致好评："各处国医学校讲义，收广东中医药学校者颇多。"现仍见存有该校各种讲义41种113册。中医期刊亦伴随着学校教育发展得到创办，由学校及员生出版的刊物前后共九种，它们是：《中医杂志》《广东中医药专科学校校刊》《广东中医药季刊》《香港广东中医药学校刊》《广东医药杂志》《杏林医学月报》《医药学报》《医林一谔》《克明医刊》等。学校还编辑出版有医药丛书，这些书刊，对当时中医事业发展及学术水平提高，均具有一定影响。

4. 教师

服务于中医专校教职员工，多是广东医学教育两界之佼佼者，如卢朋著、梁翰芬、刘赤选、梁湘岩、廖伯鲁、古绍尧、陈汝来、陈汝器、管炎威、管泽球、谭次仲、冯瑞鎏等，试介绍其生平简历如下。

卢朋著（1876—1939），名雄飞，新会人，贡生出身，优秀中医理论家。从光绪三十一年（1905 年）起，先后在两广师范、广州中学、南海中学、番禺中学、东莞师范、潮州旅省中学等八所学校担任算术教学，积累了丰富的教学经验，文、史、哲等各科专业知识亦大有长进，为以后的儒而通医，从事中医理论研究及中医教学，奠定了坚实的基础。

1912 年民国初立，卢朋著辞去各校之教职，在广州市惠爱路（现中山五路）流水井开设卢仁术堂悬壶济世，愈人甚众，曾名噪一时，如患者邓楚生、卢雨三身患重疾，经卢朋著的精心调治而愈，两人感卢朋著中医师之恩德，特赠送镜匾一面，上题词曰"医学湛深"，该镜匾仍诊藏于其子卢启正家中，是他医术高明物证之一。卢氏在行医之余，常大量购置中医书籍，手抄本与坊间绝版等书，多皆有之，中医专校教务主任廖伯鲁曾说："朋著兄家藏书最富，皓首穷经，寒暑靡辍，儒医之称，洵无间然。"经过十余年刻苦学习与临床实践，学术水平迅速提高，加上早年在广东教育界颇有盛名，1924 年省港药材行创办广东中医药专门学校，即被首任校长卢乃潼慧眼选中，聘请入广东中医专校任教师，主编教材讲义。

卢朋著一共为中医学校编写了八种教材：《医学通论讲义》《医学史讲义》《医学源流讲义》《医学常识讲义》《方剂学讲义》《药物学讲义》《本草学讲义》《法医学讲义》。著作两种：《四圣心源提要》和《哮喘经验谈》，连同早年撰写的《算学讲义》和《算余心得初集》等算在内，共计著述 12 种，现均见存。这些著述，务在博采众说，撷取各家英华，教授学生系统全面地掌握中医基础理论。他认为做学生先宜杂博，后方可专纯。杂博者，"杂则多，多则博，博则泛收各家之说，足以集思广益而无穷"；专纯者，"专则纯，纯则精，精则自成一家之言，足以特立独持而不败"。基础知识要宽广宏博，中医专业才能顶端尖出，这也可以说是他几十年经验之谈。

"言之无文，行而不远"，卢朋著文采奕奕，笔下生辉，其编撰之讲义获得一致好评，1929 年 5 月，在上海召开了有全国九所中医院校参加的中医统一教材编写会议，该次会议收广东的教材比较多，而广东的中医学校教材，有一部分是由卢朋著编撰的，故卢朋著被推选为全国中医学校教材编委会委员。1931 年 3 月，他又与陈任枚等十一人代表广东中医药界出席南京"中央国医馆"成立大会，任名誉理事，回广东后即向省港中医药界报告出席大会经过，此次会议三百余人出席，广东代表和全国各地中医界同人请行政院定出考试国医的规程，使国医有出身之路，便是中医药有中兴之望。卢朋著对中医专校各项建设极为关心，为正在筹建中的广东中医院募捐大洋二百元，为发展广东中医药教育事业做出贡献。然而中国近代社会，外侮内患。1938 年 11 月，日寇南侵，广州沦陷，卢朋著所藏医书毁于一旦，生平并无积蓄，而战时物价又复飞涨，纸币接连贬值，糊口生计皆成问题。国家民族的危亡，家庭个人之不幸，使他精神备受打击，当时沦陷区人民在日寇铁蹄蹂躏之下，哀鸿遍野，民不聊生。卢朋著虽走难回乡，亦难逃厄运。卢氏伤感之余，于 1939 年 6 月某日晚上，不幸失足坠落塘中溺死。

梁翰芬（1876—1960），番禺人，监生（一说贡生）出身，杰出中医临床家。梁氏早年师从邻村儒医杨某先生学医，读《灵枢》《素问》书过目不忘，后参加粤省医才考试取录为第一名，即受聘于广州城西方便医院任医师席。该院原是慈善机构，业务范围赠医施药，救赈殓葬。凡抬至方便医院者，多是奄奄一息垂危患者。梁氏运用中医中药治愈许多待入殓之患者，由是名声大噪，求治者无虚日，求学者踵门如市，于是就在广州龙津路再行开设两个诊所，一边诊症，一边带徒。梁氏擅长中医诊断学，尤其重视脉诊舌诊，认为它是中医诊断危重急症的重要手段，在抢救患者的时候，患者往往无法准确自诉甚至昏愦不语，全凭医生的经验察色按脉，处方下药。广州市一些西医院曾多次邀请他参与抢救一些尿毒症昏迷、肝昏迷、急腹症休克的患者，经他诊治后，都有较好的近期疗效。梁氏生前历任广东中医药专门学校、广东光汉中医学校、广东保元国医学校、华南国医学院赠医处主任，广州汉兴国医学校校长，广州中医学院内科教研组教师，广州市第二届政协委员等职。著作有《诊断学讲义》《治疗学讲义》《眼科讲义》《辨舌疏症》《痛证疏案》《张元素脏腑药式》等。晚年自题诗云："人生七十古来稀，寝馈难忘只是医，济世未能偿夙愿，还将责任付吾儿。"

刘赤选（1897—1979），顺德人。广东省名老中医，温病派医家暨中医学教育家，德高望重的中医界老前辈。自少有志于医学，16 岁起即在顺德永善医院随师学习，22 岁任顺德联安、志明两学校教员兼校医，25 岁经考试院（广州卫生局）

检核合格为注册中医师，在广州西关十八甫冼基西开设诊所，善治发热病、咳嗽症。自1928年起，历任广东中医药专门学校、华南国医学院、广州汉兴国医学校、广东省中医进修学校教师，广东中医院内科主任，广州中医学院内科教研组教师，广州中医学院温病学教研组主任，广州中医学院教务处副处长，广州中医学院教授、顾问等职，系全国第三届人民代表大会代表，中国人民政治协商会议第五届全国委员会委员。刘氏从事中医教学医疗工作60年，积累了丰富的经验。他讲授温病、伤寒、内科等课程，主张中医教学宜深入浅出，以简驭繁，联系临床实际应用。生平著述，计有《温病学讲义》《学习温病的关键》《温病知要》《教学临证实用伤寒论》《刘赤选医案医话选》等。刘氏学术思想及临床经验介绍，已收载入1983年卷《中医年鉴》。

梁湘岩（1873—1935），名慕周，南海人，广州医学求益社同人，任广东中医药专科学校教师，广东中医公会编辑主任，广东出席南京中央国医馆成立大会代表之一。擅长文笔功夫，有"中医秀才"之称，在全国性中医风潮中，执笔起草《告海内外同胞书》，广为散发影响很大。医著有《中医病理学讲义》《针灸学讲义》《医学明辨录》等，临症以内科杂病见长。

陈汝来（1869—?），字惠言，南海人，庠生出身，广州医学求益社同人，编撰教材有《生理学讲义》《形体生理学》《内科杂病讲义》《儿科学讲义》。其堂兄陈汝器（1874—?），字羽起，监生出身，广州医学求益社同人。陈氏两兄弟中医理论涵养较深，对《内经》原文娴熟，许多卷篇均能一字不漏背诵，讲述中医生理病理学着重注释《内经》原文，抗战前一直在中医专、光汉两校任教。

古绍尧（1883—?），名昭典，一名赞韶，三水人，著名小儿科喉科医生。学课于广州医学求益社，后在广州龙津路执业，擅长喉症，兼任中医专校教师，编撰教材《喉科学讲义》《儿科学讲义》《痘疹学讲义》。

廖伯鲁（?—1950），号景曾，南海人，历任中医专校教务主任、总务主任、语文教师，为中医专校起草了许多重要文件、布告，编撰教材有《图文学讲义》。

谭次仲（1886—1955），南海人，近代广东中西汇通医家，提倡"中医科学化"，但只局限于理论上泛泛而谈。谭氏原毕业于两广方言学堂英文专科，后经广州卫生局考取为中、西医师职。历任广州汉兴、保元国医学校教师，仁爱医院中医股长，后任广东中医专校教师。著有《中医与科学》一书，共两集，凡二十万言。

冯瑞鎏（1890—?），南海人，在广东中医专校讲授伤寒杂病，1931 年广东出席南京中央国医馆代表之一，编撰教材有《伤寒论讲义》。

在中医专校教授西医及其他基础理论课程的老师还有：

章启祥，号吉甫，番禺人，任教生理解剖，编撰教材《全体学讲义》、《生理学讲义》（西说）、《解剖学讲义》。

郭绍贤，号道南，中山人，南京金陵大学医科毕业，编撰教材有《卫生学讲义》。

冯守平，高鹤人，广东师范学校毕业，任教化学；并通医学，兼讲授部分伤寒课程。

刘安全，籍贯不详，毕业于中山大学医学院，任教西法诊断。

谭文彪，中山人，广东近代著名体育健身专家，毕业于广东体育专科学校，任教体育。

上述人物，均民国年间粤省医教两界学者名流。

5. 学生

莘莘学子，锐志潜修。该校毕业生共计二十一届五百七十一人，曾学课于该校者三百二十二人，合计八百九十三人，名册俱列于下，以资纪念。（曾在中医专校教职员工亦一并列入）

广东中医药专门学校教职员工学生名册

教职员工

卢梓川	陈任枚	汪兆铨	潘镜英	卢公辅	李桢华	卢朋著
刘锡龄	刘镜湖	何学彰	胡　真	陈子权	陆益三	李耀刚
邓志雄	仵麓迟	李嘉流	刘镜源	潘汉三	张阶平	陈幼博
梁翰芬	谢泽霖	管季耀	管霈民	章启祥	陈启钊	梁子居
冯瑞鎏	梁湘岩	甘伊周	李近圣	李信华	徐君栋	冯侗若

马毅民	古绍尧	黄北琚	张乃棠	叶步丹	江 堃	徐景农
黄牖民	陈若孔	周仲房	廖伯鲁	徐公植	何志远	何铁韵
卢君厚	劳香霖	陈昌其	梁从云	陈应垣	刘赤选	范叔仪
陈汝器	陈惠言	谭文澄	冯守平	王哲生	周彦若	吕楚白
朱君白	黄少嵩	杨霞轩	刘安全	郭道南	朱昭东	马俊谋
赵启光	任裕贤	陈赤毅	李仲守	卢旨远	潘诗宪	陈竹泉
罗元恺	杜棣生	区金浦	关济民	刘云帆	朱寿江	骆定基
蒋钧堂	谭广钊	李成勋	甘志雄	李 鸿	韦耒庠	陈永梁
严祖庇	黄天则	陈润潮	司徒铃	陈泽权	薛子淋	刘少真
周洁贞	陈励贞	叶少琼	朱秀琼	郑慕贞	曾玉琼	伍仪卓
刘植生	王炳秋	黎兑蜀	刘福谦	张辉廷	梁以庄	杜苏伯
何孚民	陈祖骥	黎棣初	麦冠萍	谢培初		

以上人员，1924 年 9 月至 1936 年 7 月在中医专、广东中医院任职。

谭颖才	周仲房	贾曦初	关伯廉	何铁韻	任裕贤	罗元恺
陈永梁	刘云帆	李仲守	朱绍东	麦少琪	劳英群	单乐生
廖海珊	何仰之	刘赤选	许振庆	区砺蓬	吕楚白	吕健芝
管霈民	周彦若	朱愚斋	梁匡华			

以上人员，1939 年初至 1941 年 12 月，中医专在香港办学期间任职。

罗元恺	赵思兢	邓铁涛	梁乃津	梁守真	赵郁文	李杰宏
陈永梁	司徒铃	江恕堂	郭绍贤	程世乔	廖毅生	陈继恒
许铨庆	高 平	杜 德	张印华	许英贵	丘晨波	李乃明
陈钦余	陈慧晶	李自新	梁梦侠	江 忠	梁 新	李有杰
钟佩璜	林致和	曾品如	谭国勋	林国铭	李藻云	关天相
周绍高	王乃健	刘致忠	雷作霖	杜国礼	张创泽	汤兆熊
奠尚德	廖让谬	陈瑞仪	庞中彦	谭次仲	欧阳介琪	李仲文
卢翼卫	廖景和	郭 景	黄德全	黄绍德	李卓儒	张创献
谭文彪	黄云波	杨志贤	萧 熙	何克光	卢耀增	邝耀陶

黄吉棠　胡国衡

以上人员，1949—1952 年在中医专任职。

学　生

第一届　1924 年入学（甲班），1929 年毕业。

李德言　李鸣始　陆焕棠　赵启光　马荫遐　骆柱擎　张阶平

谢厚初　朱寿江　徐祥云　盘仲明　赵焯贤　李　鸿　陆益三

唐长寿　林慧剑　林宝衍　何奇珍　江　堃　骆定基　甘志鸿

刘云帆　卢旨远　蒋匡可　梁守真

第二届　1925 年入学（乙班），1930 年毕业

杨金简　关鲁若　杜棣生　邹学权　陈伯英　蒋文端　赵郁文

陈亦毅　任焕棠　阮冠生　刘少泽　韦文庠　任灼华　方亦秋

李子长　陈作田　罗藻芬　钟学铭　黄隽伟　钟伟夫　吴与可

卢济民　梁幼峰　黄赐屏

第三届　1926 年入学（丙班），1931 年毕业。

刘活天　区金浦　吴保南　罗伯滔　王智藩　梁鉴权　麦镜熊

雷安邦　刘仲儒　关济民　李杰宏　陈景瑶　邓庆存　黄崇俊

于绳孙　林夏泉　叶炳霖　陈启枝　招觉勉　李仲守

第四届　1927 年入学（丁班），1932 年毕业。

伍律宁　吴兢灵　李戚勋　简锡禧　潘诗宪　罗仲饰　任裕贤

余干礼　余敏和　蒋钧堂　邵继中　黄维会　谭广钊　陈　泽

曾日如　冯沛光

第五届　1928 年入学（戊班），1933 年毕业。

文子源　姚凤歧　杜明昭　陈志初　何志侠　陈少明　何万杰

陈坚志　李育群　陆泽生　何鸿宾　黄守平　辛灯明　增公明

黄宏杰　刘廷诏　黄岳庸　刘一峰　傅翼云　刘启明　蒙鸿仁

关则歧　甄树灼　邝静峰　欧冠英　邝仕和　戴光诚

第六届　1929 年入学（己班），1934 年毕业。

郑 炎　吴卓轩　周洪深　曾雨亭　梁绍斌　周维珍　甄梦初

黄耀燊　余凤歧　罗学云　陈干健　黄济沦　刘少平　苏赤怀

唐华达　白冠清　欧阳辉　廖本良　叶钰芳　朱树芳　邝翘信

梁国生　谭启明　刘瑞霖　谭应申　罗广荫　谢伯源　林炳经

胡厚仁　姚锡珍　黄澄金　王仕桢　莫沛仁　黄禹恩　李绍英

方奕荃　潘流彬

第七届　1930年入学（庚班），1935年毕业。

罗元恺　李振才　刘景芳　陈永梁　李松畅　黄濯维　陈钦余

李相廷　黄祖扬　黄天则　陈乐平　曹德心　黄衔祥　陈伯如

冯顺堂　陈维清　李汝縻　冯锡葆　王惠民　李华康　叶子良

伍伯俊　余汉强　严祖庇　江汉荣　敖羡明　刘兆初　吕有钟

汤焯榆　刘金铨　何汝湛　陈绍综　邝国才　何碧域　陈启准

刘之永　李仲贤　邓文振　林少明　关心泉　赖锦文　谭景城

苏誉良

第八届　1931年入学（辛、壬班），1936年毕业。

陈泽权　谢昭华　林慕孙　区子明　陈述轩　叶锦湖　黄锡浓

谢焕章　陈汉英　张正光　李润章　黄宣豪　赵燮南　何继朗

司徒铃　黄国焜　薛子琳　吴奕远　麦惠文　陈国召　区全生

雷伯泉　陈道明　陈北展　黄君武　李潮亨　黄国尧　杨德南

容侠清　罗耀扬　谢昭畅　周擎一　薛东源　李玉琪　曾荫荣

王 察　林焯文　黄之显　王兆震　梁华封　江玉堂　卢洞垣

黎汝铭　蔡作如　伍绍歧　黄伯英　甄桂荣　陈振棠　凌凯生

黄壁山　徐虹辉　邱显聪　林国铭　麦子丰　李慧忠　欧阳禧

卢启正　温永泽　陈振强

第九届　1932年入学（癸、甲班），1937年毕业。

邓铁涛　白冠夫　孔达贻　吴公权　卢家豪　朱志勤　关汝耀

李兰谱　崔道周　周天池　谢瑞生　梁焜照　谭慎之　许锦昂

陆静泉　冯东海　关荣溢　廖拨群　陈宏昌　杜蔚文　黄华庆

崔湛康　孙天峰　余名驹　李天良　陈瑞初　何梁藻　李藻云

赖卓芬　朱绍昆　李逸华　吴　毅　杨鸿儒　朱煌亮　李宝颐

李球侃　梁乃鸿　黄向荣　廖勤荫　容　嵩　阎丽生　冯广礼

李达廷　冯衡若　朱剑鸿　吴关荣　谭惠光

第十届　1933 年入学（乙、丙班），1938 年毕业。

刘仕昌　雷泽民　谭锦绍　张　常　叶雅量　林业生　马叔銮

林智石　许燊章　钱德荣　岑鹤龄　谭灿坤　何小海　苏国安

麦永喧　关炳富　刘广满　潘华耀　李沃钿　黄松伟　孔孟思

孔昭淦　甘少周　黎育民　吕仁宇　黄傅克　黎显强　梁焕桑

范敏言　张成和　谭荣芳　马艺英　司徒勤　林敏德　陈幼延

许锦源　黄鸿锡　杨乐韶　邓润来　赵煐庭　陈英奇　卢志海

苏兴燧　关启糜　陈弼余　苏弼廷　温志刚　陈伯余　邵春浦

关兴光　黄恪勤　陈启标　李祥云　郑秩民　钟秉彝

第十一届　1934 年入学（丁班），1939 年毕业。

陈启森　林寿如　郑国钧　冯普光　汤景明　胡星培　谭启荣

罗济谦　雷焕尧　区锦衡　潘宝林　区英杰　张光壁　彭玉林

高汝禧　谭接濂　覃浩基　谢绍明　蔡伯通　赵仕甄　龙福江

卢述周　周汝农　苏兆清　沈水炎　陈子嘉　何作锐

　　从第一至第十一届毕业生，系根据民国二十六年第九期校刊"历届毕业同学题名录"及 1950 年《广东中医药》创刊号"历届毕业同学录"，名册较为确切。

　　第十二届　1939 年秋季毕业，即 1934 年入学的戊己两班。该届毕业生共有三十八人，但现只有如下学生名册，系根据 1950 年《广东中医药》创刊号"历届毕业同学录"及邓荣滋老中医的回忆。

黄元初　苏海澄　刘小卿　李振南　林振中　黎锦庸　李达廷

朱敬修　谭贤初　邓荣滋　何毓生　赵剑生　叶博毅　赵善乎

赵杰卿　严白生　梁侠强　何培基

第十三届 1940年毕业，1935年入学，原有庚辛壬三个班，但现只存下列名册，系根据1950年《广东中医药》创刊号"历届毕业同学录"及胡肇基老先生的补充。

刘仲明　胡　祥　马文保　任夏森　吴伯金　雷杰光　刘汝胡

陈翰芬　陈振华　吴文杰　余瑞赞　胡肇基

第十四届 1941年毕业，即1936年入学的癸、甲两班，《广东中医药》1950年创刊号误该届为1949年毕业，经罗元恺教授认定，第十四届应为1941年毕业。

伍卓琪　伍瑞芝　赵世屏　潘景行　余沛进　欧达昌　胡永糜

陈振宽　关天相　谭济华　陈锡筹　司徒彪　马济民　曾积良

林瑞河　黄衮荣　李昭炳　欧阳伯屏　杨彭胜　胡微远　叶维邦

陈永舜　赵岁强　赵刚强　赵国材　苏励廉

第十五届 1941年秋季毕业。经卓权老师认定，该届学生1937年入学时共有百余人，原定于1942年夏季毕业，后因故提前为1941年秋。

卓　权　袁祐普　林子权　关仲彝　谭睿光　张有为　林珊珊

吴康权　黄景晖　麦达庭　雷松照　姚锡琛　陈镜泉　陈穗昌

第十六届 1951年毕业，1946年入学，其中部分是1947年由光汉转来的学生。以下毕业同学录是根据1950年第一学期各级学生名表，由王德鉴老中医认定。

张永强　王德鉴　杨尧谦　洗钜清　许宗仪　陆国强　刘荫棠

英慕贤　黎广邦　傅德达　梁梦侠　谢权基　李健中　徐金泰

潘弘叔　黄维略　梁卓荣　李自新　江永祥　毕健民　刘英伟

黄　鸭

第十七届 1952年毕业，1947年入学，以下毕业同学录系根据1950年第一学期各级学生名表，由王德鉴老中医认定。

邹璧云　卢洁琼　聂熹光　梁耀成　张济森　李　青

吴占求　江冠岳

第十八届、十九届、二十届、二十一届系根据1953年八月"广东中医药专科学校全体同学留名"，并由李国桥副院长、陆乃器老师认定。

第十八届　1953 年毕业，1948 年入学。

黄元熹　吕镜如　莫崇业　唐从正　黄镇汉　谭贤初　关炳枢

招志佳　温耀新　张家满

第十九届　1954 年毕业，1949 年入学，该届是五年制。

陆乃器　陈公亮　叶绍球　邓伯祥　曾繁伟　王照林　周国强

雷伯平　黄宪章　李坴雄　张民端　黄梦觉　杨建贞　郭兆仪

第二十届　1954 年毕业，1950 年入学，该届是四年制首届毕业生。

梁应林　黄文杰　李坴耀　余耀康　邵景生　黄鸣铎　李丽芸

李丽芳　郑大江　赵卓贤　陈景垣　谢荣焯　周瑞洁　林　琪

苏毅民　何　玲　黎平汉

第二十一届　1955 年毕业，1951 年入学，该届一部分是 1952 年从汉兴转入的学生，四年制第二届毕业生。

李春辉　李春华　陈全新　舒伟群　梁南麟　李国桥　李捷连

李锦明　高炳光　彭太平　卢德兴　吴清深　陈德胜　李卫吾

袁业煊　招志和　谭耀祖　黄颂年　周勇志　吴振亚　陈宗明

何惠民　林文仰　林成毅　李庆星　谢遇春　朱卓生　方美成

王燕镰　梁雁峰　刘家祥　薛春协　郭钦增　黎新源　苏永旺

崔赤焕　黎达文　杜兆佳　刘赤选　靳　瑞　陶志达　周百康

郭喜彬　朱广照　李名岐　余鼎燊　何超常　李璞珊　董民康

吴泽林

第二十二届　原定于 1956 年毕业，该届系 1952 年入学，四年制的第三届学生，但 1955 年被转去广州卫生学校，算作西医医士班毕业。

以下同学，亦曾学课艺于广东中医药专门学校，一道列入，以资纪念。

余风智　马师蛰　江定安　何灌章　马云举　陆幻墀　苏少辅

周祖稷　廖仲文　李就濂　钟伟夫　李树春　张潮金　陈号瑶

余风岐　陈处豪　符振纶　刘炽章　胡祖绵　夏祥麟　蒋钜友

马专精　任梦周　容耀五　王永午　李俊民　陈士瀚　林劲志

李光邦	龙鹏书	陈其琼	黄维曾	陈博儒	雷连护	王镜明
王智蕃	黄德华	甄磊	黄文锐	林兆华	黄玉荣	张培松
周致中	孔荣	甘泽民	陆泽生	黎尚濂	高锡镇	赵凤鸣
梁鉴权	黄杕清	陈效良	区縻晋	潘次恒	麦达	黎荣宣
梁乐楷	罗伯滔	吴保南	陈建魂	陈鸿业	伍兰端	陈鼎钧
陈明邦	谭云卿	刘照衡	赵凤鸣	林善堂	余毓宁	罗智
谭晴川	刘实荣	张效声	薛德昡	李铿文	杨惠中	刘颂坚
麦兆强	钟耀奎	陈汉棠	钟北厚	马永禄	陈伯任	毛新甫
李一凌	区庚南	钟福海	曾广衍	雷廷禄	杨金地	张风仪
李雨亭	黄汉明	赵思兢	罗启阜	刘庆余	钟玉衡	吴国衡
门镇球	杨文式	陈开业	黄广义	龙子勋	黄音予	钟玉艮
叶少熊	范衍均	陈春如	黄德仁	莫杰贤	岑萱余	黄毓芳
林胜奄	秦宫有	刘重民	梁具天	叶桔行	彭振棠	李振才
李松畅	洗伯衡	黄衔祥	邵伯庸	刘金铨	徐赞权	黄普生
雷梓槐	王金佳	伍秉衡	武怀启	周以佳	张小润	黄壁山
张树叶	凌凯生	吴奉璋	黎博泉	李润泉	符辑谭	黄瑞元
黄则厂	陈焕荣	林达强	梁兆裕	冯凤	林良工	胡浩成
苏伯忠	关文达	刘仲新	龙仲昭	温辑文	林德康	陈树文
方百里	蔡雁云	陈仲铭	李荣基	陈润生	廖仕荣	黄国培
霍养初	关刚	蔡端檀	杨铨萃	黄樟梓	陈沛然	冯镜峰
何其山	郑宗岳	陈德达	方奉生	汤耀煊	陈国肇	邱显聪
黄子霪	黄家麟	谢昭章	陈庆书	陈煜墀	陈杏生	縻北海
黄秋海	陈达明	冯其愈	钟贻庆	刘如柏	林叶生	饶师泉
黄履初	岑毓琮	陈荣沛	温学明	余家驹	劳森荣	罗兆溢
邝校章	张根本	朱金号	陈千元	彭玉林	招兰健	卢世光
王俊三	陈锡璜	汤荣焯	任梦觉	汤清	麦和任	李玉湖
劳耀三	董岳淋	陈耀元	李仲麟	黄少民	林昭志	刘品和

莫国勤	林学琦	谭慎之	罗镜予	潘光耀	何志雄	区孔昭
曾广梁	严柏昭	张　文	曾傅让	郑锦凯	关荣溢	陈国和
林智石	卢德威	黄振英	潘渭川	王迁善	王畅垣	许济忠
马惠德	钟华明	陈剑辉	余绍文	彭毓铭	梅荣询	蒙考征
张松涛	杨以正	刘汝鹏	陈信淦	刘景南	罗焕章	钟焯生
黄锡金	赵秋盒	许锦昂	颜雅民	何蔼谦	方富侠	黎炳南
杨志仁	张景述					

以上同学，抗战前在中医专读过书。系根据中医专教务处编纂的校刊，民国十五年（1926 年）第一期、民国十九年（1930 年）第三期、民国二十年（1931年）第四期、民国二十二年（1933 年）第九期、民国二十六年（1937 年）第九期当时在校学生名册补入。

抗战后在中医专读过书的有：

高歧彰	陈静深	邓仲贤	赵德富	谢慕余	李启瑞	陈汉源
姚树辉	陈尚志	林国正	陈永基	罗永祥	余湘泉	余伯廉
朱銮翰	张德辉	李邵覃	陶淑宜	余森惠	吴　顾	吴　显
马敏保	刘锡麟	罗文藻	赵克耀	梁颂明	梁汉经	李伯雄
梁长江	梁长安	刘健民	甄驾夷	谭福璇	毕锦辉	陆培均
张毅民	周玉宇	余伟糜	翁庭宝	郭梢泉	林子鹏	朱锦准
伍殊凤	脱兆铮	翟康宁	邝伟铮	梁德忠	邱美诺	江瑞芳
莫如水	徐兆棠	高伯庆	甘　焕	黄予良	李健斌	梁育威
谢其天	邝锦华	刘焕然	黄景如	黄柳泉		

以上系根据广东中医药 1950 年第三期当时在校"各年级学生名表"和 1953年八月"广东中医药专科学校全体同学留名"补入。

合计，中医专毕业生二十一届，五百七十一人，连同曾学课艺于校的三百二十二位同学在内，共八百九十三人，名册俱在。

学生取得的成就，最能反映该校教育质量，中医专学生中成为后来中医药学校筹办者、教授的三十三人，他们是：罗元恺、邓铁涛、李仲守、张阶平、钟耀奎、何汝湛、关汝耀、关济民、赵思兢、司徒铃、刘仕昌、黄耀燊、何志雄、杨志仁、张景述、黎炳南、王德鉴、卓权、蕲穗、李国桥、陶志达（上为广州中医学院正、副教授），区金浦、何霭谦、胡肇基、黄传克、彭玉林、杜蔚文、蒋钧堂、甘少周、朱钊鸿、甄梦初、陈少明、黄元熹等。其中大部分人是第一批、第二批的"广东省名老中医"。

6. 中医专的变迁

中医专校在创办以后有过一个兴盛时期，但自从 1937 年卢沟桥事变以后，日本帝国主义向中国发动了全面侵略战争，中医专校亦屡遭劫难。1938 年秋，日寇狂炸广州，中医专校迫迁宝安县（现深圳市）之沙头角，师生流离颠沛，无家可归。同年 11 月 21 日广州沦陷，日寇将广州大德路麻行街学校、医院占领，并把留守人员殴伤驱逐，强占学校作为日本中区宪兵司令部，强占医院作为日本医院（称为广东中医院），日本人将学校医院之一切设备，洗劫尽空。1939 年，中医专南迁香港，租得跑马地礼顿山道 37 号为校舍，继续上课，并于湾仔设立赠医处，广州原有学生，多来港就读。1941 年 12 月 9 日，太平洋战争爆发，香港亦被日敌占领，中医专校遂被第二次摧毁。

1943 年，中医专校第四届毕业生潘诗宪由港北上韶关，香港中药联商会黄世河，伍耀廷诸董事，重以迁韶复课之事相托，并由梁庆维校董在韶关就近指导，中医专校毕业同学罗元恺、骆定基、江汉荣、赵思兢等予以协助。1944 年春，在韶关西岸黄田坝仲元路 7 号成立复课筹备会，定于是年秋季复课，不日开始招生，吴粤昌、梁乃津等主编的《广东医药旬刊》民国三十三年（1944 年）5 月号亦登载此一消息，不料 6 月间，韶关宣布军事紧急，年底韶关又被日寇侵陷，迁韶复课之举，竟亏一篑之功。

1945 年 8 月日寇投降后，中医专校又被国民党军队强行占住，经校董会多方交涉，始于 1946 年先行收回医院，1947 年又收回部分校舍，继续招生上课，直至 1949 年初，医院校舍才全部收回，恢复旧观。

广东中医专校至新中国成立后的 1953 年停止招生，1955 年停止办学。学校的一切医疗、教学设备，包括房产、地产，结余的数万港币，全部捐献国家。而更重要的是，她培养了大批优秀的中医药人才，为 1956 年广州中医学院的创办奠定了基础。中医专校对广东乃至全国中医事业的发展，其贡献是重大的。1986 年经广东省教委批准，成立"广东中医药专科学校同学会"，会址设广州中医学院内，继续联络各位校友，在振兴中医征途上发挥作用。

广东中医药专科学校沿革表如下：

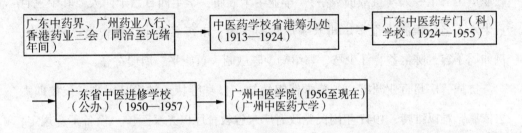

广东光汉中医专门学校

广东光汉中医专门学校，又简称为"光汉"，其前身即广州医学求益社、广州医学卫生社等中医社团组织，及至民国十三年（1924 年）冬，在陆海军大元帅大本营（即孙中山领导之广东国民革命政府）内政部备案，改称学校正式上课。地址广州文德南路厂后街八号，十号为附属病院。伍铨萃首任校长，赖际熙继任校长。

伍铨萃，名学乾，一字义亭，新会人，生卒年月不详。伍氏出身儒医家庭，光绪十八年（1892 年）进士，进京师任翰林院编修，后游历东洋日本考察学务。光绪三十四年（1908 年）、宣统元年（1909 年）任朝廷派遣出洋留学生收掌官。生平留意医学，刊刻有《保赤新编》《牛痘新编》等书。

赖际熙，字太史，光绪二十九年（1903 年）进士，翰林院编修，热心中医教育，办事努力，为南京中央国医馆发起人之一，1937 年 3 月在香港病逝。光汉的两个校长都是进士出身，前清遗老，故较为重视中国传统文化及道德教育。

主持光汉校务工作的还有潘茂林（原广州医学卫生社社长）、张子敦（两广方言学堂毕业生，曾任翁源公署卫生科长、广州政法本门学校学监）、卢宗强等。卢宗强是广东省名老中医，学课于广州医学卫生社时已悬壶执业多年，临证经验颇丰，新中国成立后历任广东省人民医院中医科主任、广州中医学院筹备委员会委员，论著有《血枯病（肝硬化）之研究及治疗经验》《崩漏固止汤的疗效汇志》《小儿疳疟病治疗汇志》《中医治愈急性传染性肝炎合并大肠杆菌败血症一例》等。

光汉的经济来源，学校医院住房均由广州医学卫生社社员募捐建筑，办学常年经费主要靠各大善堂地租赋税。光汉学制最初四年，后改五年，课程二十七门，教职员工五十一人（抗战前数字）。毕业生十五届，学生四百六十四人，其中三百五十六人名册俱在。很多广州家喻户晓的省级、市级名老中医都曾是该校学生，例如周子容、陈群益、江少岐、郭绍卿、陈敬昭、黄康平、周瑞石等。

抗战后广州百业凋零，各善堂钱银短缺，自身维持运转尚且困难，该校即失去依靠，难以维持，1947 年国民党政府广东省教育厅以光汉医校"设备不合规定，基金不足法定数目"为借口，予以取缔，光汉学生部分转入中医专，部分由黎云卿带领，在广州大南路太邱书院（现大南路）办起"复兴中医学校"，意在复兴光汉旗鼓，然无回天之力，至 1949 年亦停办。

广州汉兴国医学校

广州汉兴国医学校亦广州地区有名医校之一，创办于民国二十三年（1934 年）春，是时正值中医风潮过后，中医备受摧残，几乎不能立足，广州许多开业名医怒然忧之，聚议商讨对策，认为不组织力量创办中医学校，则中医无复兴之日，今后更无立足之地，即席决定自设"中兴中医学校"于广州维新路。并由省城名医邓伯游、黎云卿、谢香浦、周棠、潘静江等共同主持日常校务工作。

邓伯游是广东番禺人，历任城西方便医院、仁爱善堂医师，编著有《伤寒论讲义》。黎云卿乃近代岭南著名医家，番禺人，任崇本善堂医师，医德高尚为人敬重，精通内儿科杂病，对《伤寒论》素有研究，著有《金匮约言》一书。新中国成立后任广州市第一人民医院中医顾问，系广州市第一、二届人大代表。谢香浦，字郁生，祖籍江苏宜兴，其祖父清咸丰年初南下广州，擅长温热病诊治，医寓"依仁堂"于省城桂香街，诊务极旺。历任广州崇本善堂、润身社、庸常善社医师，广州中医公会主席，著作有《谢香浦医案》《内科学讲义》《医学史讲义》等，曾代表广东中医药界出席南京中央国医馆成立大会。潘静江，广东省名老中医，三水人，博学广闻，藏书甚富，能言善说，讲话富于艺术性又有幽默感，教学临床经验俱丰，历任广州中医公会常务委员、医务委员；新中国成立后任中山医科大学中医教研组主任、学术委员，广东省高等院校科学技术研究成果评审委员会委员等职。

上述名医虽热心于中医教育，但苦于财力乏缺，无法维持学校开支，后访知方德华先生（日本大学政治学士）于中医教育夙具宏愿，即推为本校发起人，改中兴中医学校名为"汉兴国医学校"，由方德华亲任校长。方德华投资购置教具仪器，并把学校搬迁广州新丰街旧广西会馆（现广州越华路）。抗战期间学校停办，及至1945年10月，该校首届毕业生程秉三、徐国桢、苏志诚等租得广州龙津东路96号易家祠（现荔湾区人民政府）作校址，1946年复课开学，并以"广州汉兴私立高级中医职业学校"命名。解放初学校搬迁广州大同路，1952年学校解散停办，在校学生部分转入中医专，部分则转去广州卫校。

汉兴学制三年，课程分为两部分，普通科（中医内难伤寒等基础课程）必修八门；临床科（内科学、外科学、妇科学、儿科学、眼科学、喉科学、疡科学、针灸学、制剂学）任选一门。教职员工五十七人，学生二百六十人。汉兴培养了不少中医人才，如胡海天、冯凤、王香石、张家熊、陈永祥等。

汉兴中医学校教职员工学生名册写列如下：

教职员工

方德华	邓炳煌	邓伯游	谭焕文	吴万权	方泽环	邓卓群
谭次仲	麦渡苍	曾天治	赖莹卿	黎云卿	苏鹤寿	钟荃生
邬壁泉	许振庆	鲍爱公	徐翼候	邓鹤芝	潘静江	江 桢
严宗泽	谢香浦	陈月樵	吕洁光	林展才	庄省躬	黎翼钦
王迪生	谢婉君	何毅秋	徐国桢	苏志诚	程 蓬	劳泽芸
蔡文荣	陈坦君	李兆典	陈吉庵	王爱仁	梁翰芬	谭文澄
谭琴生	刘赤选	管需民	欧阳朝	叶 松	曾光宇	施养贤
程智未	周生期	方超明	白龙滩	欧阳美光	叶翠琼	赵婉娥
谭蔼华						

学　生

苏志诚	程　蓬	徐国桢	蔡文荣	林松荣	胡海天	陈永祥
王香石	许泽林	吴森波	孙集文	张仲明	刘少毅	冯　风
张家熊	何家淮	赵式波	余鉴谈	陈振球	谢汉淳	胡志达
赵瑞辉	高祥光	符柜鸿	余铁汉	莫春铃	吴荣干	王一飞
蔡乃文	苏荣一	何毅秋	陈伯林	吕玄羲	韩少铭	岭宝英
李光华	岭家智	李世安	林达贤	陈德伟	张伯明	张伯华
陈宗仁	邹庆祥	谭蔼华	麦彦文	张沛然	吴　万	王廷图
丘国辉	黎民伟	赵植槐	陈少和	范汉梁	谭日辉	李可桐
范式矣	贡松溪	李可珍	吕子东	梁予光	张济森	张志超
刘应南	徐金泰	罗江云	黄洪糜			

以上名册，据民国三十八年（1949 年）出版《汉兴校刊》教职员一览表，以及蔡文荣先生、王香石院长看全体毕业照回忆认定。汉兴学生约有二百六十人，其中首届一、二班毕业生九十九人，故上列学生名册缺漏甚多。

广东其他各中医学校

1. 广东梅县国医专科学校

该校前身是梅城医学专修实习所，由梅县中医公会黄公伟、黄驾农、黎志宁、张恭文、钟白明、萧龙初等人发起创办于民国十六年（1927 年），后有一段时间停办。及至 1937 年 6 月，邓绍南（梅县人，行伍出身，梅县平民医院医师）等邀请梅城医教两界名流数十人，在梅县瑞珍酒楼集议，磋商再次设立医校，并经"中央国医馆"及当地政府核准立案，于 1937 年 9 月 2 日正式上课，地址梅县凌凤西路丘氏宗祠，学制三年，邓绍南任校长，教职员 21 人，学生 71 人（1937 年开学时人数）附设赠医所一间，并出版有校刊，直至 1941 年学校仍在上课。现广东省名老中医陈一鸣、钟思潮等即该校毕业生。

2. 广东梅县新中医学社（校）

该校创始于民国十九年（1930 年），主持人萧梓材，地址广州梅县五里亭梓才医院，学制 4 年，出版有《新中医学报》。广东省名老中医钟明远即该校毕业生。

3. 潮安国医学校

该校创始于民国二十二年（1933年），由潮安国医公会主办，又名潮安国医讲习所。地址广东潮安城陈家祠，主持人李配石，教职工6人，学生约五十余人，学制甲班4年，乙班5年，1937年停办。广东著名老中医张长民即该校毕业生。

4. 惠阳开明中医学校

该校创办于民国二十五年（1936年），地址惠州府城马王庙，校长夏稚威，并由广东中医专毕业生陈钦余任教导主任，刘仕昌任主讲老师，学制三年，学生约五十余人，1938年农历8月15后日寇侵占惠州城停办。

5. 台山中医学校（社）

该校创办于民国二十四年（1935年），校长李超甫，地址广东台山城西安路一号。现广东省名老中医李皓平即该校学生。

6. 伯坛中医专校

该校以校长陈伯坛之名命名。陈伯坛（1863—1938），号英畦，新会人，广东近代著名的伤寒派医家。伯坛中医专又名伯坛中医夜学馆，创始于民国十三年（1924年），地址广州教育南路书坊街，初办时学生五十余，后又搬迁香港文咸东街文华里47号。该校学生毕业后多为名医。

7. 广东保元中医专科学校

该校创办于民国二十四年（1935年），校长王道、梁翰芬，地址广州越华路华宁里48号，广州沦陷时学校搬迁香港湾仔，太平洋战争爆发后停办。该校学制四年，学生百余，广东省名老中医管铭生、广州市名老中医刘亦康即该校首届毕业生。

8. 华南国医学院

该校创办于民国二十四年（1935年），由陈济棠主办。陈济棠为广东省主席，治粤多年，略有政绩，尤重视教育，后与广西李宗仁组成西南政务委员会反蒋。黄焯南任院长，地址广州一德路305号，以广州九大善堂之一广济医院作校舍，内附设广东军官学校中医训练班，学生约80余人。1936年蒋介石平定两广政变，陈济棠下野，1937年华南国医学院亦改组停办。广东针灸名医庞中彦即该校学生。

　　除上述医校以外，民国年间广东及南洋一带还先后办起了广东中医药专门学校（1925—1927，罗熙如主办），新中医学校（1927—1938，王德芳、吕洁光主办）、粤南医药专门学校（1929—1931，广州西关十八甫谭佐寿堂谭琴生主办）、华夏中医学校（1935—1938，广州大新路陈斗医馆江松石主办）、华佗针灸治疗讲习所（1934—1938，曾天佑主办）、复兴中医学校（1947—1949，黎云卿主办）、翁源中医研究社（刘琴仙主办）、谭次仲函授国医学社、黎庇留传授医学班、香港光大国医学院（1938—1941，阮君实主办）、香港南国新中医学院（1938—1941，邓铁涛、康北海主办）、香港国医专门学校（潘诗宪主办）、新加坡函授中医学校（1939—1941，何志雄主办）等各种类型的中医学校学社共计28所之多。广东中医药前辈已意识到教育在中医药事业中的重要性，由是有中医教育之兴起，而北洋军阀、国民党政府却反其道而行之，他们从扼杀中医教育入手欲达到取缔中医药业目的。在这股邪恶势力面前，广东中医药界与之进行不屈不挠抗争，回顾这段曲折历程，是很有启发意义的。

西洋医学自广东传入

这里我们且先加入一段插曲，叙述西洋医学传入我国的情况，因为它与广东近代中医历史的发展，关系实在太密切了。

明清早期来粤的西方传教（医）士

早在 16 世纪，西方的传教士、商人、冒险家出于政治上、经济上的需要，络绎不绝地远航东方，其来华的巡行路线，多在澳门、香港两埠上岸，然后通过珠江口内河楫渡省城广州，沿陆路北上京华内地。明嘉靖三十一年（1552 年），西班牙人天主教徒方济各·沙勿略（Franciscus Xaverius）就意图向中国传播西方文化，他最先到达日本，闻说隔岸之西邻有一昌明隆盛之邦，遂即立意前往，当航船到达广东珠江口海面的三洲上川岛时，染病不起，一命呜呼。其后，葡萄牙人亦天主教徒卡内罗（Meiccior Carnero）自印度东来，他因罗马教皇的委托于 1568 年底到达澳门，初拟在广州设"癫病院"，但因为中国政府不允许，改置澳门白马庙。他在记事册里这样写道："我既到（澳门）之后，就开设一座医院，不分教内教外之人一律收容。"这样，卡内罗主教成为将西医药学经广东传入中国的第一人。其后澳门之西医学愈为发达，据张汝霖《澳门纪略·澳番篇》记载："在澳番医有安哆呢，以外科擅名之。""药露有苏合油、丁香油、檀香油、桂花油，皆以瓶计。"又说："医人庙于澳之东，医者数人，凡夷人鳏寡（老而无夫者）茕独，有疾不能白疗者，许就庙医。"

　　紧接着又有意大利人利玛窦（Matteo Ricei）、罗明坚（M. Ruggieri）、巴范济（F. Pus sio）三人联袂而来，他们在 1581 年到达广州，后往肇庆居住，送了许多西洋科学仪器如自鸣钟、望远镜等给广东总督陈文峰，利玛窦本人也收藏了中国有关地理、历史、本草等方面内容的书籍。1589 年利玛窦离开肇庆，往韶关，过梅岭，渡赣江，抵南昌，交识医生王继楼，谈论数日不倦。利氏又从江西东去江苏，在南京居住一年，随后北上，于 1601 年 1 月 24 日抵北京，所带贡表献于明神宗朱翊钧（即万历皇帝），计有天主圣像一幅，圣母圣像两幅，天主经两本，珍珠镶十字架一座，自鸣钟两个，万国图志一册，西琴一张。利玛窦主要传入西方天文、数学、地理、建筑等方面知识，有关医学方面的不多，但由于他将西欧文化最先传送达于中国京都，所以他是明清早期来华传教士中著名者。

　　这一时期在中国留有医学著述的西方传教（医）士有：

　　熊三拔（Sabbatain de Vrsis），字有纲，意大利耶稣会士，明万历三十四年（1606 年）布教至北京。明万历四十四年（1616 年）南返澳门，猝死。著有《药露说》一卷，专言西洋药之制法。

　　邓玉函（Johann Terrentins），字涵璞，日耳曼（瑞士）耶稣会士，明万历四十六年（1618 年）到达南洋。明天启元年（1621 年）抵至澳门，随即北上嘉定，学习华语。译有《泰西人身说概》二卷，崇祯八年（1635 年）由毕拱辰润色后付梓出版。是书上卷分骨、脆骨、骨筋、肉块筋、皮、亚特诺斯、膏油、肉细筋、络、脉、细筋、外面皮、肉、肉块、血凡十五部。下卷分总觉司、附录利西泰记法五则，目司、耳司、鼻司、舌司、四肢觉司、行动、语言等共九项，记述了西欧当时的生理解剖学，其最重要之处是认识脑为"知觉之司"。

　　罗雅谷（Diego Rho），字韶味，意大利耶稣会士，明天启二年（1622 年）到达澳门，1624 年入山西传教，1630 年应徐光启召，偕同汤若望（Johann Adam Schallyon Bcll）入京修历。汤若望是德国耶稣会士，1629 年来华，精通炮术。罗雅谷 1638 年病卒于北京。罗雅谷汉文著述甚多，计有 20 余种，其中《人身图说》二卷是他的医学译著。是书卷一解释人身各种构造及其功用凡 28 项，卷二则分为细图，共计 21 幅，以图传说，17 世纪西洋对于人体解剖学的认识，于此书可见大

略。罗雅谷的《人身图说》与邓玉函的《泰西人身说概》是西欧传入我国最早的
生理解剖学著作。

途经广东进入内地行医的西方传教医士还有：

艾儒略（Julio Aleni），1610 年来华，据文献记载曾写有《西方记医学条》。罗
德先（Bernard Rhodes），国籍不详，待考，曾为内廷御医。罗怀忠（Joseph
Casta），意大利人，精于医术，也曾被召为内廷治病。刘应（Cladiusde Visdelou），
法国人。洪若（Joaude Foulaney），法国人。据《广东文物》卷三记载，刘应与洪
若两人于 1693 年曾用金鸡纳治愈康熙皇帝疟疾，

明清之际我国还未沦为半殖民地社会，同时在临床医学方面，我国仍处于领
先地位，故此这一时期的中外文化交流，是在平等互利的基础上进行。西洋医学
虽然自广东传入我国，而我国的中医药学术，亦途经广东传至西方。如波兰来华
的传教士卜弥格（Michael Boym），1643 年至广东，后入广西，其译述的中医脉
学、中医舌诊、中医制剂等书籍以后陆续在法国、德国、意大利出版。清初法国
人巴多明（Dominique Parrenin）用满文译出人体解剖学，命名为《钦定格体全
录》。据北京中研院马堪温副研究员统计，明末清初这 140 年中，西方出版的关于
中医的书籍，共约 60 余种，其中针灸学占 47 种，说明西方很早就重视中国针
灸术。

近代传入广东的西方医学

近代西医学有组织地传入中国，是在鸦片战争前夕。18 世纪至 19 世纪初，欧
美各国先后完成了资产阶级革命，特别是英国迅速地发展成为一个奔走全球寻找
殖民地的资本主义侵略国，其殖民地横跨三大洋，被称为"日不落帝国"。

有着丰富自然资源及广阔市场的中国，成为列强们贪婪争夺的一块肥肉，灾
难深重的中国近代史就从这时开始了。英国首先向中国倾销鸦片，为了掩饰他们
肮脏可耻的鸦片贸易，打着宗教仁慈旗号的传教医士是最好的先遣队员。因为医
药救伤扶危，最易取得民众同情，医生职业可以广泛地接触中国社会各阶层人士。
例如传种牛痘，据道光《南海县志》卷 40 的记载："牛痘之方，英咕利番商哆啉，
于嘉庆十年（1805 年）携至粤东。……时洋行商人郑崇谦刊《种痘夺书》一卷，

募人习之。同时习者数人，梁耀、邱熺、张尧、谭同。"其中邱熺（字浩川）得西洋医生咕噜的传授，熟悉种牛痘之法，著《引种保婴牛痘方书》。道光八年（1828年）中山曾卓如大吏设牛痘局于京师，分传各省，依法引种，牛痘接种术自此传入中土。两广总督阮元为此题诗："阿芙蓉（注：鸦片）毒流中国，力禁犹愁禁未全。若把此丹（注：种痘之法）传各省，稍将儿寿补入年。"连阮元也认为传种牛痘可以将功补过鸦片流毒，可见种痘术影响之深。近代西医传入广东，主要通过传教医士来粤建立医院、诊所；译著西医书籍，出版西医期刊；兴办西医院校，吸引留学生等手段实现，下面试以分述。

道光七年（1827年），英国爱丁堡医学会医生郭雷枢（Dr. T. R. Colledge）（又译作"哥支利"），到广州开业传道，后转往澳门设立眼科医局。美国传教士裨治文（Bridgmon），1830年也到达广州。郭雷枢、裨治文两人在广州成立了"中国以医传道会"，请求各国教会派遣医生到中国"以医传道"。美国基督教会1834年10月派了一个牧师兼医生的伯驾（Parker）到达广州。伯驾父母均为公理会的信徒，他从小就在教堂接受宗教思想的灌输，从小便产生了从事传教事业的志向。鸦片战争前夕清政府实行闭关锁国政策，严禁教会、取缔教士，所以，他虽为传教士，但也不敢公开身份，而是以美国商行医务人员为名，在我国进行地下秘密政治活动。他通过其洋行买办伍恰和（西关十三行之一）在广州荳栏街租借（一说捐送）一所房屋，伯驾、郭雷枢、裨治文三人于1835年11月办起了博济医馆，以治疗眼科疾病为主，故此也有人叫"眼科医馆"，或者"荳栏街医局"。当时的眼科疾病大部分是由于不讲卫生而造成的细菌感染，杀菌消毒效果较好，加之免费治疗，使博济医馆在当时逐渐有了一定的影响，为伯驾开展传教的活动提供了便利，它标志着以行医医疗为主要手段的医务传教方法的正式形成。博济医馆（院），从1835年办至1949年，它是外国教会在中国建立最早，历时最长的一间医院。

1840年鸦片战争在广东爆发，中国从此沦为半殖民地半封建社会。1842年中英南京条约第二款规定开放广州等五处为通商口岸；1844年中美望厦条约第17款和中法黄埔条约第22款也规定，美国及法国有权在通商口岸开设医院。这样，西方的传教士医生可以在条约的保护下，肆无忌惮地进行"以医传道"的活动，近代西医学终于像潮水般地大量涌入广东。

是时先有英国皇家外科学会会员、医学硕士合信氏（B. Hobson）抵至广东，他一边行医，一边学习华语，1851 年在广州沙基金利埠（现广州六二三路）开设惠爱医院，得到南海人陈修堂相助，著《全体新论》十卷，这是一部近代生理解剖学西医书，广州十三行商人潘仕成将其收入《海山仙馆丛书》。合信氏接着又写成《西医略论》《妇婴新说》《内科新说》《博物新编》等，统称为合信氏医书五种。这些书对中国医学界影响很大，王云五评说"合信所撰之西医五种，皆西学所说首先转为华言之书"，是为近代译述西洋医学之起点。继合信氏之后，又有英国人傅兰雅（J. Fryer）于 1866 年抵至香港任教习，1868 年转往上海，先后译有《化学卫生论》《儒门医学》《延身益寿论》《脉表诊病论》《人与微生物争战论》《居宅卫生论》《全体须知》等卫生学方面的书籍，"卫生"一词自始影响于国人。

西医学的临床医疗技术以及西医学书籍虽然传入了广东，但要使西医学真正在广东站住脚，关键是教育。出于当时殖民主义政策的需要，必须培养一批华人西医生，广东近代的西医学校教育，就是在这种历史背景下产生的。

广东近代的西医学教育

1. 外国教会兴办西医院校

美国基督教会理会在广东办起了第一所西医院校即广州博济医校，校长是美国医学博士嘉约翰。嘉约翰（J. Gkerr，1825—1901），美俄亥俄州人，他 1854 年 5 月 12 日到广州，先在美国人伯驾开办的博济医馆行医，伯驾因参与起草 1844 年的中美望厦条约被赏识，升为美驻华参议大使，后于 1855 年返回美国，博济医馆即交由嘉约翰接理。1858 年嘉约翰另辟馆于广州南关增沙街名曰博济医局，1865 年又购置仁济大街海傍地处一商贾地产，花了五年时间于 1870 年建成博济医院（即现广州沿江路 107 号中山二院），医院既建为训练助手，又谋设私塾，广招生徒，于是学者渐众。但初时广东之西医教育，也采取以师带徒形式，培养的对象是护士药剂师之类的人员作为自己助手。直至 1879 年，博济医院正式设立博济医科，又名博济医院南华医学校，学制三年，其教材讲义由嘉约翰编撰。羊城博济医局刻印刊行，共计有 18 种，它们是：《内科阐微》《西医内科全书》《内科学》《医理略述》《西医眼科摄要》《儿科摄要》《病理摄要》《妇科精蕴图说》《西药略译》《增订花柳指迷》《皮肤新编》《割症全书》《化学初阶》（上十三部现存广州中山图书馆），以及《卫生要旨》《体质穷源》《裹扎新法》《体用十章》《英汉病名》。1881 年又出版了广东第一个西医期刊即《西医新报》共计八册。嘉约翰主持博济医局院校工作前后十五年，在局留医者三万九千〇四十四人，门诊者七百四十万三千三百四十余人，经他手术割治大小各症四万八千九百一十八人，培养医校学生数百，得毕业证书者一百五十人，博济医科于 1912 年停办，但博济医院照常开业。

博济医校及博济医院的成功，使美国基督教长老会看到了以医传教的可行性，接着又在广东办起了第二所西医院校即夏葛女医学校（柔济医院）。该校创办于光绪二十五年（1899 年），原名广东女医学校，富马利（美国医学博士）首任校长。1902 年，学校得到美国人夏葛氏一笔捐款，重建校舍医院于广州西关逢源西街尾（即现广州多宝路 63 号市二人民医院），爰以夏葛女医学校命名。伦嘉列（美国哲学博士）继任校长。直至 1931 年教育部核准立案，定名夏葛医学院，王怀乐（1899—1966，台山人）任院长。学制由原四年改定六年，夏葛培养出来的学生长于妇产科，故现在广州市民中，仍有柔济（即夏葛附院，现市二医院）擅治女科的说法。广东著名的妇产科专家梁毅文（1903—1991），番禺人，即夏葛女医学校毕业生，后前往美国费城女子医学院留学，以其聪明勤奋被外国朋友称赞，并荣获博士学位。回国后一直在柔济从事妇产科临床工作。该校共计有毕业生二十八届二百余人，并附设有护士学校，药剂士学校各一间。

基督教会在广东筹办的最高学府是岭南大学。岭大创办于光绪十一年（1885 年），原名格致书院，1900 年改名岭南学堂，1905 年定名为岭南大学。该校在 1910—1912 年，设医学预科，由美国医生嘉惠森（W. W. Cdbury）主持，编辑出版有《中华医报》，并准备成立医科学院，后因美国石油财团将经费转给山东齐鲁大学医科而停办。直至 1930 年，岭大校董钟荣光（1866—1942，字惺可，中山人，广东近代著名教育学家）与博济医院商议联办，组织医学院董事会，此时恰值夏葛医学院校董也与岭大校董商议合并办理，旋于 1936 年秋天，岭大、博济、夏葛三院校合并定名为"孙逸仙博士纪念医学院"，成为岭南大学各学院之一即岭南大学医学院。校址在广州河南康乐村，学制六年，附设博济、柔济医院两间。黄雯（留学英国，上海私立黄雯医院院长）任校长。抗战胜利后，李廷安（1899—?，中山人，美国哈佛大学医学博士）、李应林（1893—?，字笑庵，南海人，柏林大学法学博士）、陈序经等先后任校长，并从北京协和医学院请来一批教授到岭大任教，极大地充实了学院的师资力量。其中，周寿恺（1906—1970，厦门人，北京协和医学博士，著名内科学专家）、谢志光（1899—1967，东莞人，留美医学硕士，著名放射科专家）、秦光煜（1902—1969，无锡人，北京协和医学博士，著名解剖学专家）、陈耀真（1899—1986，台山人，留美医学博士，著名眼科专家），钟世藩（1901—1987，厦门人，北京协和医学博士，著名儿科学专家）、陈国桢（1908—1998，顺德人，北京协和医学博士，著名内科学专家），等等，都是广东近代西医教育界知名人士。至 1951 年，岭大有毕业生 138 人，在校学生 320 人。新中国成立后的 1953 年，岭大医学院与中大医学院、光华医学院合并成为中山医学院。

外国教会在广东兴办西医院校沿革表如下：

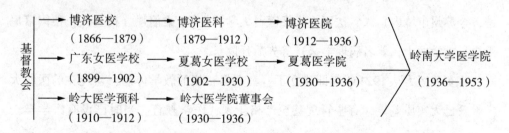

除上述外，法国天主教会民国初年在广州长堤开办了"中法韬美医校"（即现广州沿江路 151 号广州医学院第一附属医院），出版有《中法医刊》，毕业学生百余人。德国基督教礼贤会清末在广东东莞亦曾办过"普济医学堂"。但由于发展受限，这两所院校影响也有限。

2. 中国政府公办西医院校

中国政府在广东地方办起的第一所西医院校，是中山大学医学院。

中山大学医学院前身是广东公医医学专门学校，简称为"公医"。据黎铎先生回忆，公医，即公众医学的意思，医学卫生在民众中尚未普及，宜办学校以推广之。宣统元年（1909 年）。广州西医生 40 余人（大部分是博济医校毕业生）创公医于羊城西关十三甫，翌年迁往长堤潮音街口，租自理会房屋作校舍，购天海楼作为公医医院。潘佩如（番禺人，前清道台）首任校长，王肯堂（南海人，北洋医学堂毕业）继任校长。1921 年，黎铎（南海人，1916 年毕业于公医，广州中医黎达初之子）担任学监兼代校长。公医附院院长由美国人达保罗担任。达保罗妻子薛氏（译音，英国人）任公医护士学校校长，兼任中华护士学会主任。公医最初学制四年，1917 年改五年。由于公医得到省府补助，发展迅速，1924 年在广州东山百子岗建成新院校（即现广州中山二路 74 号中山大学北校区，原中山医科大学），正式以"广东公医医科大学"命名，学制六年，李树芬（台山人，英国爱丁堡医科大学博士）任校长。1925 年 6 月大革命期间，该校学生因不满校方与美国石油财团私下接洽，盗卖公医教权以换取 50 万元基金及每年 2 万元之津贴，向广州国民革命政府请愿，要求将公医大并入国民政府办之广东大学。同年 6 月 25 日，广东国民政府发布命令，即日起接管广东公医，为广东大学医科。1926 年广东大学改名为国立中山大学，公医大即为中山大学医学院。褚民谊［吴县（1995 年撤销，今苏州市境内）人，法国史大堡医科大学博士］、梁伯强（梅县人，德国慕尼黑医科大学博士，著名病理学家）等先后任院长。

广东公医大从 1924 年起即建立了一套严格正规的教学体制，与现在的医科大学教育已无实质差异，有些管理甚至严格于现代医学教育。当时已设有医学学士（本科），硕士（外科）、博士（内科）等学位。考取医科学士学位者，必须修业完成以下 24 门课程共计 4 260 学时（括号内为学时数）：国文（72）、英文（480）、拉丁文及医学词汇（96）、东文（280）、数学（72）、生物学（324）、物理学（384）、化学（528）、解剖学（1 104）、生理学（504）、微生物学（144）、病理学（468）、药理学（192）、外科学（1 440）、内科学（1 116）、卫生学

（72）、裁判医学（36）、医学道德（24）、产科学及妇科学（276）、儿科学（72）、精神病学（48）、皮肤病学（84）、眼科学（108）、耳鼻喉科学（36）等。学生还须在本大学医院或经本大学认可之医院（该医院至少有病床150张）内充当12个月实习生，"每科实习期间功夫及格者，须由各该科教席给予凭证方准考毕业试。"此为公医大毕业学生第一阶梯，获取学士学位并在该校承认之医院内任医师两年以上者方有资格考取医科硕士。不过，该校学生毕业以后，欲求深造者，多出洋留学。1926年改为中山大学医学院后，又附设有学制三年的中专医校，计有护士学校、助产士学校、技工学校、医士学校各一个。至1951年，共有大学本科毕业生767人，在校学生412人。一直到现在，广东西医界许多著名学者都是该校学生。

新中国成立后，中山大学医学院由柯麟任院长，1953年该院先后与岭南大学医学院，光华医学院合并为中山医学院。

3. 粤籍华人私立西医院校

举办广东西医教育的力量还来自一批具有爱国之心的粤籍华人。据潘拙庵先生回忆，光绪三十三年（1907年）十一月初八，外国人经营的来往省港之"佛山"号轮船，发生"摩口罗又"（印度警察）无故踢死中国人命案，当时人心激愤，认为非将凶手惩办不可，但当时的法医是西方人，由于我国医权旁落，竟然不顾事实，硬说死者因心脏病暴卒，并声称华人无权过问此事。清朝官员，都是惧洋媚外成性，不敢力争，反用暴力禁遏民众的义愤，致使凶手逍遥法外。事实教育了人民，该案件之发生固然原因多种，但没有华人自主的医学校，没有自己培养的西医生，没能自己拿出证据却是重要原因之一。为维护中华民族之尊严，挽回医权以防日后类似事件发生，必须创立完全由中国人自办的医学校，培育新医人才。事后有粤省医界及绅商学界人士陈子光、梁培基、郑豪、左吉帆、叶芳围等数十人，于1908年12月15日在广州一德路天成街刘子威牙医馆集议，即席决定成立广东光华医学社，该社之主旨："以兴神农之坠绪，光我华夏，是以命医社之名曰光华。"

医社成立后，得到粤省社会各界人士热情支持，捐钱出力者达435人之多，捐兑洋银三千两之数，定购广州新城五仙门内关（即现广州泰康路广东省口腔医院）为光华基地，并于 1909 年改名广东光华医学专门学校，同年 3 月 1 日正式开学上课，郑豪首任校长。郑豪（1877—1942），字杰臣，中山人，1904 年毕业于美国加省大学医科，回国后曾任南京中西医院院长，代表中国政府出席菲律宾万国医学会，后又任广州陆军医学堂教务长，1908 年应留学生考试，授医科举人内阁中书衔。由于郑豪在国内西医界颇有名望，加之光华诸君努力，1929 年南京教育部准予光华立案，学制由原 4 年改定 6 年，正式命名为私立广东光华医学院。北师大著名历史学家陈垣（字援奄，新会人，光华首届毕业生）撰文曰："光华医学院者合全粤医师之力而成谋，学术自主之先锋队也。学术贵自立，不能恒赖于人。广州濒海得风气之先，近代医学入广州百年矣，然迄今无一粤人办之医学教育机关，有之自光华始。"意思就是说，光华医学院是全广东医生的心血所为，是争取自助学术的先锋队，做学问贵在自立，不能总是依赖于人。广东作为"一口通关"与外界接触的最多，自然是得外界风气之先，而现代医学从传教士创办教会医院开始，已然百年，却还没有人创办私立教学机构，光华便是私立医学院的开端。

光华校歌的第一句歌词是："医学肇始炎黄"，证明光华医社同人并没有忘记自己祖先，光华早期出版的《医学卫生报》（梁培基 1908 年主编），《光华医事卫生杂志》（陈垣、叶芳围 1910 年主编）保存了我国近代许多珍贵的中西医学史料。因此，光华的办学精神，今天仍然值得我们纪念。及至 1951 年，光华共计有毕业生 567 人，在校学生 434 人，新中国成立后的 1954 年，光华与岭大、中大合并为中山医学院。

广东近代的西医教育，主要由上述的岭南大学医学院、中山大学医学院、广东光华医学院三院组成，这三所院校，都是中山医学院的前身，它们具有一定的基础及其代表性。

《广东年鉴》说："广东西医生之多，甲于全国。"近代西医学的传入，虽然只有短短几十年时间，但在广东却得到迅速的发展。据统计，近代广东先后办起了博济、夏葛、岭大、公医大、光华、韬美、两粤、军医、普济、香港等西医院校十所，出版西医书籍二十五种（民国后不列入），接受外资津贴西医院二十四间。

毛泽东同志曾经指出：帝国主义列强对于麻醉中国人民精神的一个方面，是传教、办医院、办学校、办报纸和吸引留学生，其目的在于造就服从他们的知识干部和愚弄广大的中国人民。所谓"以医传道"，深刻地揭示了帝国主义利用医药来实施侵略政策。但是，广东是中国民主革命的发祥地，广东人民（包括知识分子）具有反抗帝国主义侵略的光荣传统，许多受过西医学教育的知识分子，热爱祖国，不少人还参加了革命。因此，广东近代的西医教育，不单纯是帝国主义文化侵略的历史，而且也是中国知识分子反抗侵略，逐步吸收掌握近代医学的历史。

从广东西医学发展历史来看，其基础雄厚水平较高是肯定的，它推动了广东中医药事业的前进，尤其是新中国成立后，党和人民政府号召和提倡中西医的团结合作，中医借助于现代自然科学成果在学术水平上有了很大提高。但在新中国成立前，由于中国是一个半殖民地半封建（广东半殖民地化更为严重）社会，国民党政府对祖国医药学文化采取了限制、取缔、打击、消灭的反动政策，这不仅人为地制造了中西医之间的矛盾，而且迫使中医药学在艰难困境中自救以求生存。

212

中医药学在斗争中求生存

民国年间私人办学兴起，教育在中医药事业中的重要性越来越明显地体现出来，而北洋军阀、国民党政府却反其道而行之，这样就导致了中医药界一次又一次的反抗斗争。

北洋军阀政府力主废弃中医教育

早在民国二年（1913 年）1 月，北平教育部公布大学规程，大学共分文、理、法、商、工、农、医等 7 类，医科类分为医学与药学两门，医学门之科目，共计有解剖学等 51 科，药学门之科目，共计有无机化学等 52 科，都没有把中医药学科列入以内。这就是我国近代医学史上的"教育系统漏列中医"事件，也是中医药界人士开始为自己争取正式地位的开始。

消息传至广东。广东中医药两界特联合粤九善堂院（即九大善堂）力量，于 2 月 23 日、24 日，3 月 9 日三次在广州十八甫路 48 号爱育善堂集会："闻因教育部颁布医药学堂章程，专西遗中，该堂院等拟办中医中药学堂，以期研究教育。"又议："教育部定章，于学校之课程，删中医之科目，弃圣经若敝屣，视吾辈若赘旒，是可忍，孰不可忍。"并公推陈春畋、文朗轩任主席，陈兆祥、陈惠普、卫华邨、梁耀类、冯昆明、田志堂、明子远、杨绍文、陈礼陶等为代表，委派刘筱云等参加"全国医药救亡请愿团"晋京请愿。广东中医药界还两次送电北平国务院分送袁大总统教育部长，云："昨读部颁医药学堂规程，专西遗中，国粹失，利权失，民生前途，两受影响，粤九善堂院议筹办医药学堂，乞准立案。"然北平教育部的复电是："中医中药专校，既为部令所无，所请立案之处，碍难照办。"这是因为，中国近代社会急剧地趋于半殖民地化，北洋军阀政府对我国传统中医药学抱着鄙视态度，当时任北平教育总长的汪伯塘，就公开对从日本留学归来的医学生说，要力主废弃中医。废弃中医首先得从废弃中医教育入手，中医学校是培养中医人才的地方，不办中医教育，中医则不废自弃。"有中医教育则中医兴，无中医教育则中医亡"，这是一条历史的经验。

国民党政府中央卫生行政会议议决废止中医药案

1929 年 2 月，新建立的蒋介石政权在南京召开第一届中央卫生行政会议，该次会议通过了余岩（云岫）等人提出的"废止旧医以扫除医事卫生之障碍案"，具体地提出消灭中医的六项办法：

（1）施行旧医登记，给予执照，许其营业，登记期限为一年。

（2）限五年为期训练旧医，训练终结后，给以证书。无此项证书者停止营业。

（3）到民国十八年（1929 年）为止，旧医满 50 岁以上，在国内营业 20 年以上者，得免受补充教育，给特种营业执照，但不准诊治法定传染病及发给死亡诊断书等。此项特种营业执照有效期为 15 年，期满即不能使用。

（4）禁止登报介绍旧医。

（5）检查新闻杂志，禁止非科学医学之宣传。

（6）禁止成立旧医学校。

余岩等人提案一旦通过，政府卫生行政工作会议成为法律条文，使得他们原来有关中西医之间的争论，远远地超出了学术范畴。若是此方案通过，中医中药终将被废除终止，传承几千年的中医药文化终将湮灭，数以十万计的中医师、药农、药商的生计将无以为继，而对于大部分处于贫困线上的当时的中国人民来说，失去了"简便廉验"的中医，必将失去医药的保障，其危害程度可想而知。这个消灭中医的反动提案通过后，立即引起全国中医药界的极大愤慨和强烈反对，全国性的中医风潮终于在同年 3 月 17 日爆发。广东中医药界联同海外南洋中医药界共计 28 个团体。通电南京表示抗议，电文云：急南京国民政府钧鉴，中卫会会议议决取缔中医一案，实行打倒中医中药，不顾民族健康，不顾国计民生，莫此为甚。随后又由广东中医公会编辑、中医专校教师梁湘岩起草"告海内外同胞书"，四处散发，广泛告知国人，密切注视事态之发展。为维护中医中药界合法地位，广东中医公会、广东中药公会联合向国民党广州市政府实行请愿。

一波未平，一波又起。1929年3月17日中医风潮爆发后，同年5月18日，卫生部刘瑞恒伙同教育部蒋梦麟合谋，以国民党政府教育部的名义，饬令全国所有的中医学校一律改称为传习所，不得列入国家教育学制系统。该布告是在上海递交给全国医药团体联合总会的。国民党政府教育部令中医学校改称传习所布告云："查现有之中医学校，其讲授与实验，既不以科学为基础，学习者之资格与程度，亦未经定有标准，自未便沿用学制系统内之名称，应一律改称为传习所，以符名实。此项传习所，不在学制系统之内，即无庸呈报教育机关立案。其考核办法，应候内政卫生两部商订。通令遵照。"其后，国民党政府卫生部也通令全国：禁止中医参用西法西药，中医不准设立医院，现有的中医院一律改称医室。这一系列通令被当时的新闻界称为"限制中医案"。

国民党政府教育部令中医学校改称传习所的布告一经颁发，广东中医药专门学校、广东光汉中医专门学校校董会、学生会就此联合向南京国民政府教育部急电："为慎重生命计，为维护国课计，必须广设中医学校以培养人才，倘改为传习所，名义既轻，何以劝励？伏祈钧部，倘察舆情，收回成命。"

1930年2月，教卫二部又联席会议，拟将研究中医处所之组织（也就是中医学校）改称学社，俾成为学术团体，不受教育规程之限制，并经国民党政府教育部卫生部会呈行政院转国民政府核准在案，各地方省市照准一律执行。同年8月12日，广东省教育厅顶承上司旨意，训令略称中医学校改称学社，广州卫生局派第三区主任黎启康到广东中医药专门学校促令改易学社名称暨停止用学校名义招生发放证书，校长陈任枚迫于无奈只好张贴布告："官厅已再三催促改易学社名称不能不照中医学社办理。"与此同时，广州社会局局长伍伯良，又训令各善堂院禁聘中医，禁施中药，并对中医期刊实行"新闻检查"。1931年9月，广州卫生局制定《修正取缔中医生章程 13 条》，限令民国十七年（1928 年）以前注册之中医生一律重新登记，民国十七年以后开业者予以取缔，后因反响强烈，又改为《修正管理中医章程 14 条》，补入中医生试验条例，即民国十七年以后开业者一律须经考试合格方可注册，两章程均无明确承认中医学校毕业学生医师之地位。

国民党政府对中医中药所采取的上述一系列压制措施，理所当然地遭到广东中医药界人士奋力反抗，这一时期大量中医期刊的出现，就是中医抗争风潮运动之产物。据统计，民国年间广东共出版有中医药刊物 24 种，其中有 15 种是在 1929 年中医风潮以后至 1937 年抗日战争前创办的，它们是：

廖伯鲁主编的《广东中医药学校校刊》，张阶平主编的《杏林医学月报》，李仲守、陈亦毅主编的《医药学报》和《医林一谔》，罗元恺主编的《克明医刊》，余凤智、林宝衍主编的《广东医药月报》，余超平主编的《广东光汉医药月刊》，蔡镜堂、区慕曹主编的《光汉医药》，萧梓材主编的《新中医学报》，蔡百星主编的《汕头国药月刊》，黄羲民主编的《医药月报》，卢耀民、陈若孔主编的《广州卫生旬报》，广东光汉校董会主编的《广东光汉中医专门学校倡建留医院劝捐册》，黄风洲主编的《广州中医旬报》，何汝湛主编的《萃华医刊》等。中医期刊反映了中医药界的呼声，例如广州中医公会主席谢香浦先生为《广州中医旬报》撰写的"同业君子亟宜共勉"之社论，谓："近日竟有倡言摧倒中医之说，此语岂欺我哉？倘于此时而仍不人声疾呼，唤醒我同业急起保存，则中医份子，何贵有我？我又何以对先哲？何以对祖宗父母？"

在全国各地中医界一致反抗下，余岩等人废止中医药之提案，虽无明令撤销，而亦停止执行。南京政府一方面以高压手段解散了在上海的"全国医药团体联合总会"；一方面又做出让步，筹备成立"中央国医馆"以稳定情绪，缓和矛盾。

广东代表出席中央国医馆成立大会

1931 年 3 月 17 日，中央国医馆成立大会在南京召开，与会者三百余人，假座南京头条巷中央国术馆竞武场作会址，发表《中央国医馆宣言》，文摘如下：

"中华民族，古代医术，分为四派。一曰按跻，二曰砭石，三曰针灸，四曰汤剂。故醫之为字，系按跻、砭石、针灸、汤剂四者组合而成。匚按跻也、矢砭石也，殳针灸也，酉汤剂也……

"总理之遗教，保存中国固有之文明，更发挥而光大之，以增进中华民族之地位，适合民主主义之环境，因有中央国医馆之设置。国医馆之任务，在于整理国医国药，用科学方法，将中国药物之储能，依医食用源特殊之汤剂学，推广其效实，使东方代表之文化，普通于天地……

"希望全国智识阶级，优秀分子，戮力同心，分工合作，俾代表东方文化之中国医学，化为世界医学，诚能达到其目的，不但三民主义之中心民生问题，可以解决一半，即全世界人类无穷之幸福，行将胥受中华民族传统文明之赐。"

广东代表陈任枚（中医专校长）、管季耀（中医专教师）、卢朋著（中医专教师）、梁翰芬（中医专教师）、冯瑞鎏（中医专教师）、梁湘岩（中医专教师）、潘茂林（光汉校长）、卢宗强（光汉教师）、谢香浦（广州中医公会主席）、陈道恒（佛山中医公会）、方公溥（潮汕地区）等11人，于3月7日离穗赴港取海路乘搭轮船于12日到达上海，13日抵达南京，14日前往中央国医馆筹备处投递公函及议案祝词，15日开谈话会，16日全体代表瞻仰南京中山陵摄影留念，17日正式开会讨论国医馆章程草案及圈定理事会理事、名誉理事名单。

据报道：中央国医馆重视粤籍人才，故广东陈任枚、方公溥为国医馆常年理事，管季耀、卢朋著、梁翰芬、梁湘岩、潘茂林、卢宗强等圈定为名誉理事。开会完毕，3月27日中午广东代表团返回香港，是日晚上九时，香港中医药界在石塘咀金陵酒家为广东省中医名士摆酒洗尘，29日回广州后，卢朋著代表11人向省港中医药界报告出席中央国医馆大会经过情形，谓吾粤代表偕同各地同人请行政院定出考试国医之规程，使国医既有出身之路，即国药有中兴之望。

中央国医馆成立后，似乎给中医药界带来一线希望，但大家很快对它失去信心。因为国医馆是国民党政府用以欺骗拉拢中医的手段，并非政府的卫生行政管理机构，国医馆之存在，徒具形式，只是挂在"驴子前面的胡萝卜"，给了中医药界希望，却无法改变中医继续受排斥打击压抑局面。国民党政府不代表广大人民群众的利益，自然也就不代表全国中医药界利益，如国民党中央委员大汉奸汪精卫在1933年6月政治局306次会议上，就大放厥词："本人主张根本废除国医国药，凡属中医不准执业，全国中药店限令歇业……国医言阴阳五行，不重解剖，在科学上实无根据，至国药全无分析，治病效能殊为渺茫。"因此全国中医药界的抗争风潮不但没有平息，反而更加激烈亦更加艰苦。广东李仲守、陈亦毅主编的岭南《医林一谔》杂志（设中医专校内），就国医馆成立之前因后果，出版有"医药生机专号"特辑，共十万余言，谓："教卫二部焚坑国医国药之痛史不可忘！"为要将中医教育列入院校系统，广东中医药专门学校于1937年2月正式向国民党三中全会递交请愿意见书："中医设立学校，全国人民意见已趋一致，似应采纳舆论以昭公允，……不宜用学社名义，致令学子灰心，兹当三中全会开会之辰，谨陈述意见敬候。"

由此可见，广东中医药事业中医学校教育能够长期坚持下来，是与老一辈办学者们不屈不挠的反抗斗争分不开的。然而，中医始终不被消灭的根本原因是什么呢？

首先，中医药有它的临床实用价值，凡是有价值的东西都不会被消灭，虽然近代西医学的传入对我国人民卫生保健事业起了很大的作用，但新中国成立前广大人民群众防病治病主要还是依靠中医中药。据1947年统计数字，全国有中医生83万，中药从业人员360余万。1950年以前，广州有中医诊所819间，中药铺553间，香港有中药材庄159间，中西成药房62间，凉茶店29间。社会需要中医，人民需要中医，故"中医设立学校出于全国人民公意也"。

其次，中医中药为政府课征税项之一，在商业经济活动中占居一定位置。据统计，仅1928年广东省财政厅承缴行趋台费，省城药材行72 562元，南北经纪行13 466元（银洋）。仅1933年，药材出口价值，广东达1 776 549元（银洋），占出口土货3.042%，位居第四。药材进口地方关税，每百斤打大筒银三分。广州药业八行每年还须上缴全年营业总额10%~20%。上述数字表明，中医中药对于国民经济意义不可忽视。

再次，中医中药是我国传统优秀文化之一，具有深厚社会基础。单是中医书古籍，其本身就是一件艺术珍藏品，其中有的医籍是珍本、孤本或善本，价值连城，研究者不乏其人，更有大量的业余爱好读者，故中医古籍出版业久盛不衰，要禁止中医书籍刊物宣传发行（用余岩的话说是"禁止非科学医之宣传"），不易得到社会舆论及各阶层人士支持。

最后，广东地理位置成为办中医教育有利条件之一。广州毗邻港澳，与海外联系密切，港澳南洋中医药界对广东中医教育事业给予支持，广东中医学校在国外有一定影响。例如，抗战期间，广东中医专校避乱于香港继续办学，故中医教育能长时间地坚持下来。

反动政府虽然没有达到消灭中医中药的目的，但却使中医药学在近代遭到严重摧残。试以广东中医教育为例：民国年间私人办起的二十余所中医学校纷纷关门倒闭，连办学历史有23年之久的广东光汉中医专门学校，至1947年也被伪广东教育厅取缔。存亡续绝，一发千钧，临近新中国成立前夕，广东中医学校教育已经面临着极其危险的处境。

所幸，新中国成立后，中央政府对于中医药的重视日益加大，岭南医学得到了更进一步的长足发展。尤其改革开放以后，政府对于中医药事业的投入日益加大。新世纪的到来，广东省政府提出的"中医药强省"的规划更让中医的发展进入一个崭新的纪元。